中等卫生职业学校实训教材

基础护理技术

（供护理专业用）

策　划：赵　渊

主　审：黄惟清

主　编：柳海滨

副主编：张燕京　张功劢　张丽威

编　者：王　爽　王全华　申　宁

庄凤娟　林　琳　贾兆荃

（按姓氏笔画排序）

摄　影：陈　岚

學苑出版社

图书在版编目(CIP)数据

基础护理技术/柳海滨主编.—北京:学苑出版社,2009.12(2013年6月重印)

ISBN 978-7-5077-3288-7

Ⅰ.①基… Ⅱ.①柳… Ⅲ.①护理-技术-专业学校-教材 Ⅳ.①R472

中国版本图书馆CIP数据核字(2009)第206179号

责任编辑 任彦霞
出版发行 学苑出版社
社　　址 北京市丰台区南方庄2号院1号楼
邮政编码 100079
网　　址 www.book001.com
电子信箱 xueyuan@public.bta.net.cn
销售电话 010-67675512、67678944、67601101(邮购)
经　　销 新华书店
印 刷 厂 北京朝阳印刷厂有限责任公司
开本尺寸 787mm×1092mm 1/16
印　　张 9.75
字　　数 190千字
版　　次 2010年1月第1版
印　　次 2013年6月第2次印刷
定　　价 17.50元

◆ 前　言 ◆

本教材依据现代护理理念，为推进专业课程改革，培养和造就面向21世纪新型高素质技能型人才需要而编写，适合中等卫生职业学校护理专业的学生使用。

本教材突出护理技能特点和现代临床护理的实用性，力求做到创造性、科学性、先进性的统一，紧密结合临床护理实践，以“够用”和“实用”为着眼点，使学生读得懂，感兴趣，会应用。

参与本教材编写的有北京护士学校的张功劢、申宁、庄凤娟，北京卫生学校的张燕京、王爽、林琳，首都铁路卫生学校的柳海滨、张丽威、王全华、贾兆荃。另外，本教材的编写，还听取了中华护理学会副理事长、北京护士学校校长黄惟清，首都铁路卫生学校党委书记赵渊两位专家的指导和审核意见。本教材的插图由首都铁路卫生学校陈岚提供整理。对他们所给予的热情支持和关心，谨此一并致谢。

由于时间紧张和限于编者水平，本教材还有诸多不完善之处。恳请有关领导、专家、教师提出宝贵的意见和建议，我们会在修订再版中进一步修改完善。

《基础护理技术》编委会

2009年10月

◆ 目　录 ◆

项目一：铺备用床

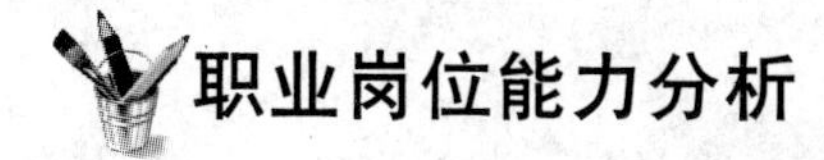

职业岗位能力分析

职业操作能力

1．观察能力

（1）观察病室环境

（2）观察床的位置

（3）观察病室内有无住院患者

2．动手能力

（1）掌握叠大单、被套的手法

（2）掌握做床角的手法

（3）掌握套被套的方法

3．独立获取新知识、新技术能力

了解床套的铺法

4．计划能力

做好计划确保物品放置顺序、操作步骤正确

5．分析能力

分析病室内有、无患者时操作的不同点

6．应变能力

7．创新思维能力

职业学习能力

1．掌握铺备用床的目的、原则和注意事项

2．学会规范折叠大单、被套、枕套、棉胎、床褥等

3．掌握操作步骤及要点

4．操作方法正确符合护理需要

5．操作中体现人性化护理

6．保证患者的舒适、安全

7．学会有效地与患者沟通、合作

8．有人道主义精神、敬业精神

9．整个操作计划性强，能够运用节力技巧

案例：6床，李芳，今天上午已出院，护士如何准备病床迎接新患者？

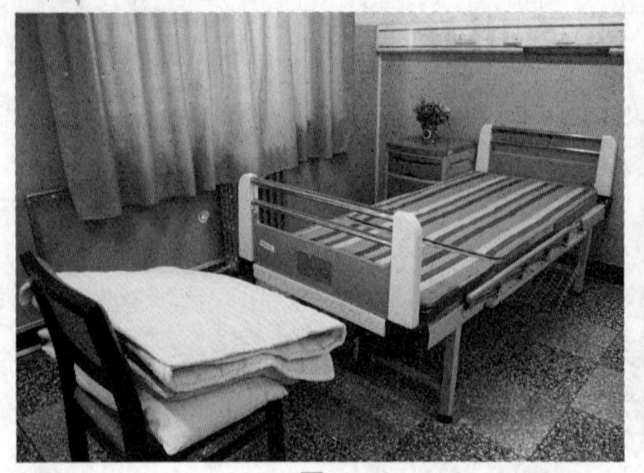

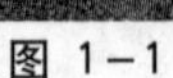

图 1-1

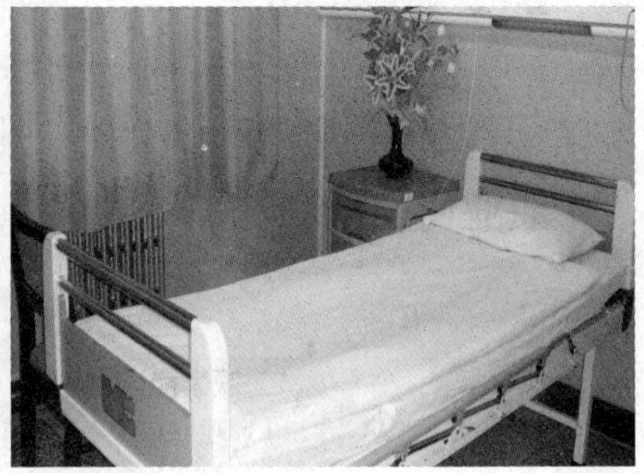

图 1-2

操作步骤

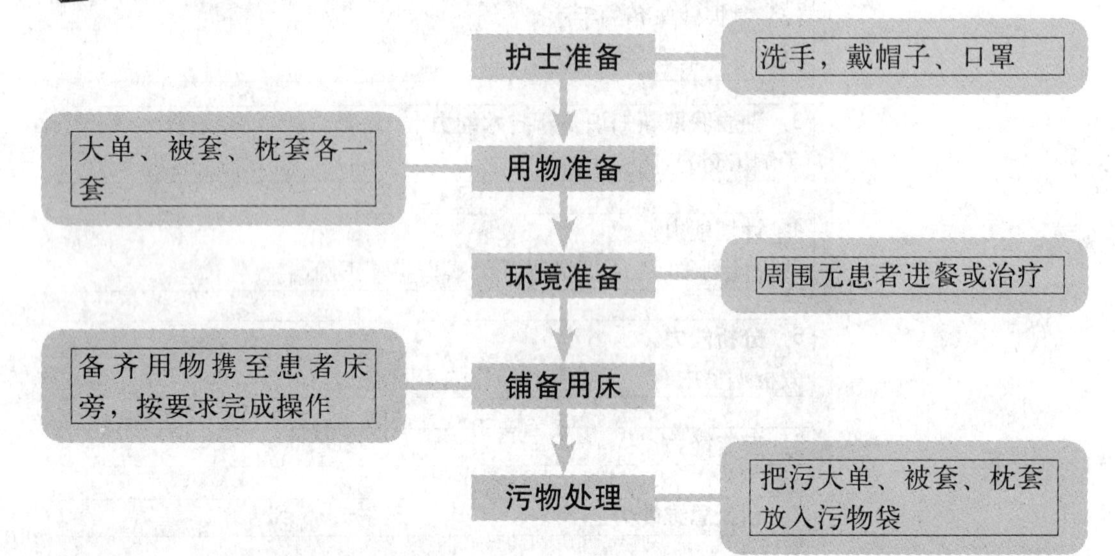

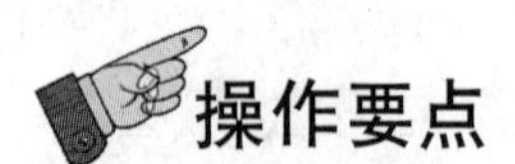

操作要点

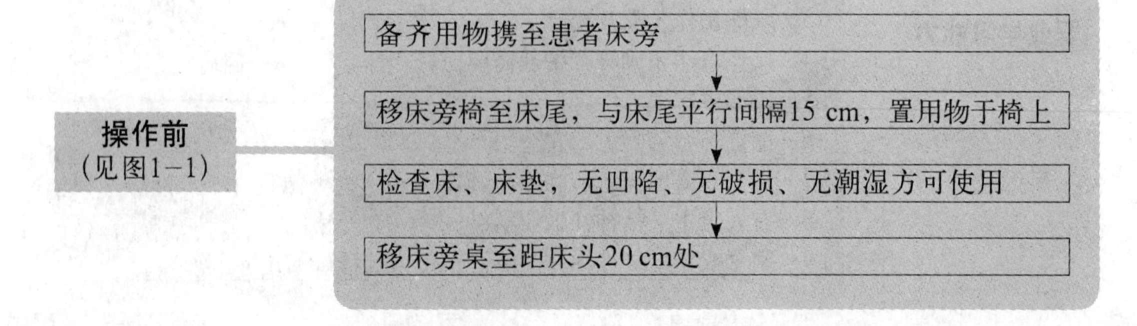

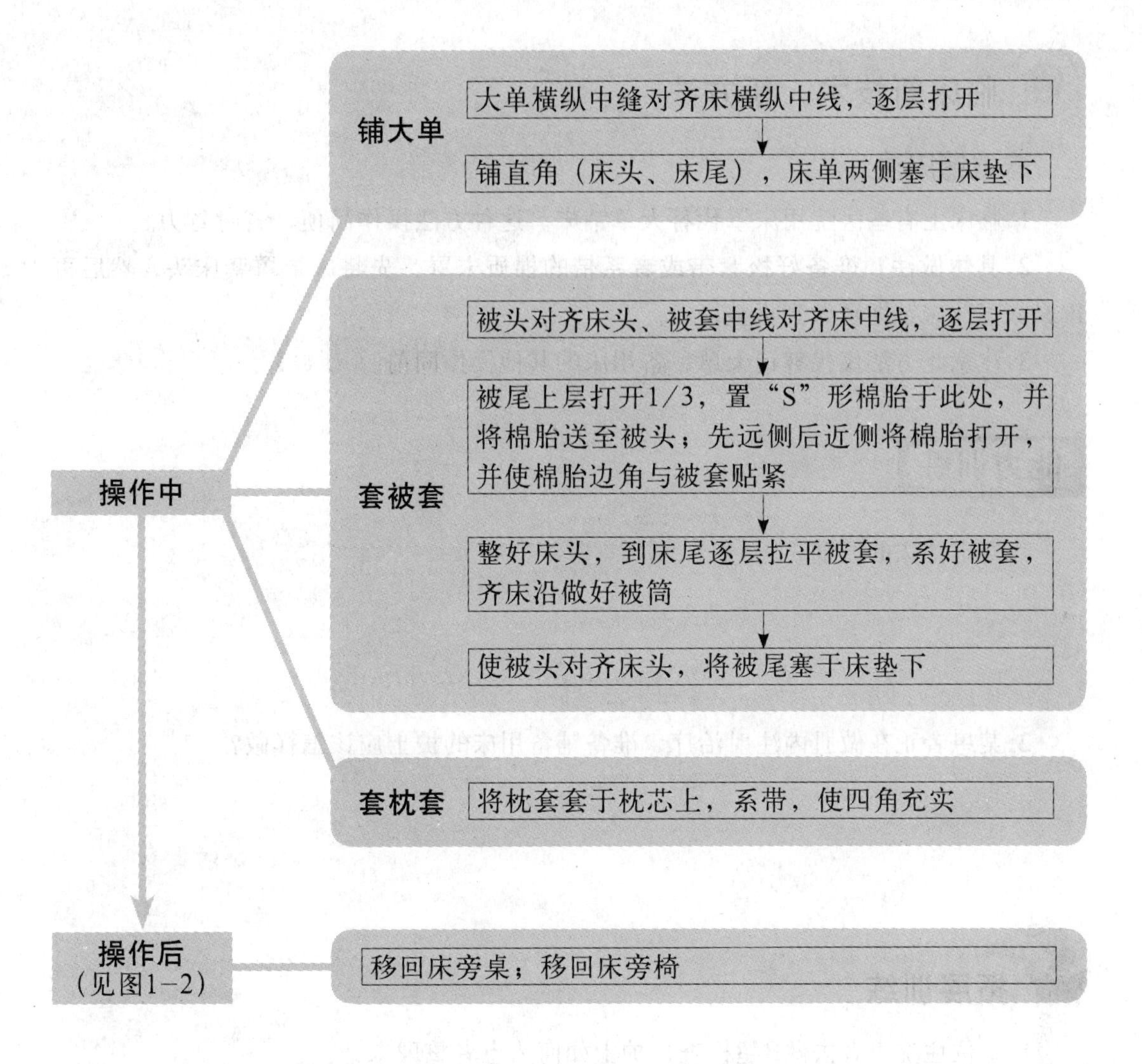

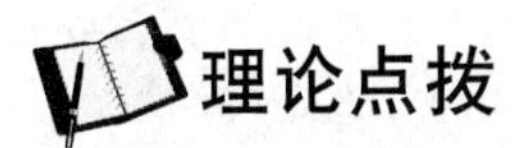

理论点拨

铺床目的

保持病室整洁，准备接收新患者。

铺床原则

实用、耐用、舒适、安全、美观。

注意事项

同病室患者进食或正进行治疗时应暂停铺床，操作中应遵循节力原则。

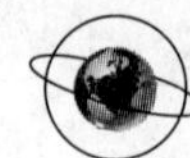

临床新技术、新方法

床罩铺床法

1.临床上有些医院用床罩代替大单铺床。这种方法操作简便，省时省力。

2.具体做法：准备好松紧带或者系带的棉质床罩，先将床罩罩紧床头，然后再罩紧床尾，床铺即可做到平整紧绷。

3.注意此方法仅代替铺大单，备用床的其他操作同前。

能力训练

1.写出铺床的原则。

2.某患者正在做肌内注射治疗，准备铺备用床的护士应该怎样做？

拓展训练

1.一位住院患者去做B超检查，护士如何为患者整理床铺？

2.如何能在规定时间内完成铺备用床操作？

3.还有哪些铺床方法让患者的床铺既平整紧绷又整洁美观，同时省时节力？

能力评价

备用床操作评分标准

班级＿＿＿＿＿＿姓名＿＿＿＿＿＿学号＿＿＿＿＿＿成绩＿＿＿＿＿＿

项目		评价要点（括号内的数字为各分项所占的分值）	分数	学生自评	小组评价	教师评价
操作前10分	仪表4分	护士仪表举止符合职业要求（衣、帽、头发、指甲）	4			
	用物6分	备齐用物（缺一件扣0.5分）	2			
		床旁椅置床尾正中，按顺序放用物于床椅上	1			
		检查床垫，必要时翻转（横翻或纵翻）	1			
		翻转棉褥，齐床头铺棉褥	2			
操作中74分	移床旁桌2分	移开床旁桌离床头约20 cm	2			
	铺大单36分	大单放置位置正确（2）、正反面正确（2）	4			
		大单展开方法正确（2）、铺法正确（2）	4			
		床单中线正（偏斜3 cm扣2分，超过3 cm扣4分）	4			
		床头（2）、床尾（2）包紧	4			
		床角结实、美观（每角2分，结实1分，美观1分）	8			
		床单两侧拉紧（2）、平塞于垫下，表面无皱褶（2）	4			
		外观平整美观（2）、紧绷（2）	4			
		操作顺序正确（2）、手法正确（2）	4			
	套被套30分	被套放置正确（2）、展开方法正确（2）	4			
		棉胎展开正确（2）、套法正确（2）	4			
		系带	2			
		被筒对称（2）、中线正（2）	4			
		盖被齐床头（2）、被头无虚边（2）、不过实（2）	6			
		被套内、外无皱褶	4			
		被套外观整齐（2）、美观（2）	4			
		被尾整齐	2			
	套枕套6分	枕头放置正确（2），开口背门（1）	3			
		外观平整（1），四角充实（1），中线正（1）	3			
操作后6分	还原桌椅6分	放回床旁桌	3			
		床旁椅放置正确，动作轻稳	3			
评价10分		动作熟练、操作时间少于5 min（每超过30 s扣1分）	2			
		操作全过程步骤清楚（1），计划性强（1）	2			
		所铺备用床符合质量要求	2			
		动作轻巧，准确、规范	2			
		注意节力原则	2			
总分			100			

备注：操作时间超过8 min，操作成绩即为不及格。

项目二：铺麻醉床

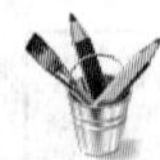

职业岗位能力分析

职业操作能力

1. 观察能力
(1) 观察病室环境
(2) 观察床的位置
(3) 观察有无住院患者

2. 动手能力
(1) 熟练掌握叠大单、被套的手法
(2) 熟练掌握做床角的手法
(3) 熟练掌握套被套的方法

3. 独立获取新知识、新技术能力
了解床套的铺法

4. 计划能力
做好计划以确保物品放置顺序、操作步骤正确

5. 分析能力
分析不同的麻醉患者需准备物品的不同，以及橡胶单所铺位置的差异

6. 应变能力

7. 创新思维能力

职业学习能力

1. 掌握铺麻醉床的目的、原则和注意事项
2. 熟悉麻醉护理盘的用物
3. 操作方法正确、符合护理需要
4. 操作中体现人性化护理
5. 保证患者的舒适、安全
6. 具备有效的沟通能力、合作能力
7. 有人道主义精神、敬业精神
8. 整个操作计划性强，能够运用节力技巧

案例：3床，李言，在全麻下行食管中段癌根治术，返回病房前，护士如何为患者准备病床？

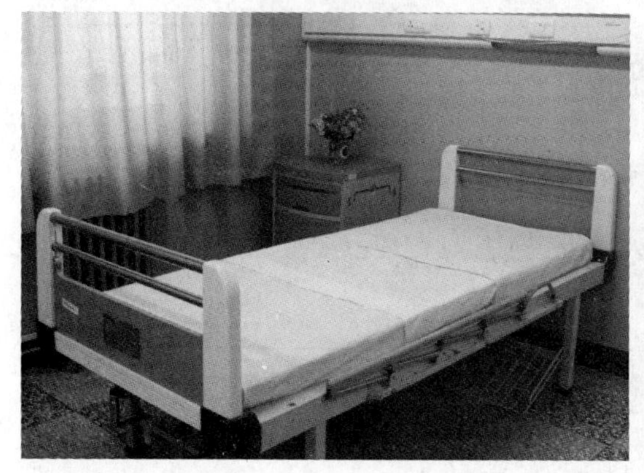
图 2-1

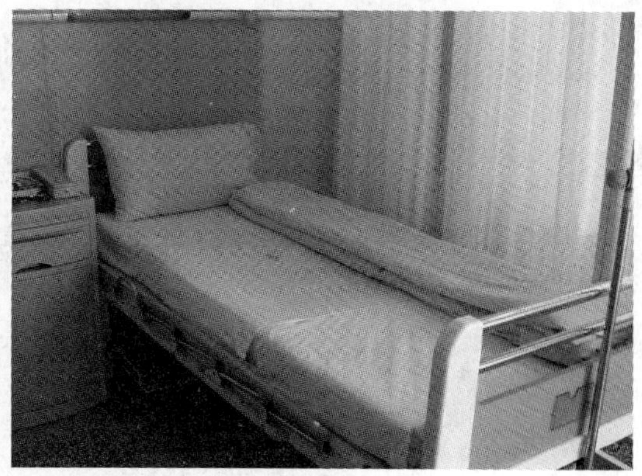
图 2-2

操作步骤

评估 —— 麻醉方式及手术名称

↓

操作者准备 —— 洗手，戴帽子、口罩

↓

用物准备 —— 大单、被套、枕套、中单两块、橡胶单两块、床刷及湿布套、麻醉护理盘、输液架，必要时备吸痰器、氧气筒、胃肠减压器，冬天按需备热水袋及布套、毛毯

↓

环境准备 —— 病室清洁、通风；拆去床上用物，周围无患者进餐或治疗

↓

铺麻醉床 —— 备齐用物置床旁，按操作要点完成

↓

污物处理 —— 把污大单、被套、枕套放入污物袋

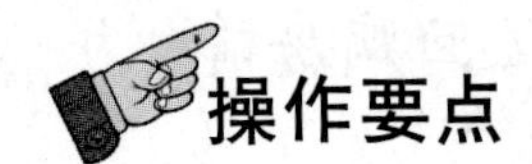

操作要点

操作前

- 备齐用物，按使用顺序放于护理车上（自下而上放置枕芯、枕套、棉胎、被套、中单、橡胶中单、大单），推至床旁
- ↓ 移床旁椅至床尾正中，离床约15 cm，置用物于椅上
- ↓ 检查床垫，必要时翻转；清扫床褥
- ↓ 移床旁桌距床头20 cm处

操作中

铺大单

- 大单中缝对齐床横纵中线，逐层打开
- ↓ 铺右侧大单（顺序：床头→床尾→中间）
- ↓ 铺同侧橡胶单、中单（第一块橡胶单、中单距床头45～50 cm，第二块橡胶单、中单与床头平齐）（见图2-1）
- ↓ 转至对侧依次铺好大单、橡胶单、中单

套被套

- 被套封口端对齐床头中线，逐层打开
- ↓ 被套开口端上层打开1/3，将“S”形棉胎送入被套，棉胎上端与被套封口端紧贴
- ↓ 棉胎边角与被套平齐，床尾逐层拉平，系带
- ↓ 折成被筒齐床沿
- ↓ 将盖被扇形折叠于背门一侧，开口向门

套枕套

- 将枕套套于枕芯上，系带，四角充实
- ↓ 将枕头横立于床头
- ↓ 使枕头开口背门

操作后

移回床旁桌

↓

将床旁椅移至盖被折叠侧

↓

放麻醉护理盘于床旁桌上，输液架置于床尾正中，其他用物按需放置（见图2-2）

理论点拨

铺麻醉床目的

1.便于接收和护理麻醉手术后患者。

2.使患者安全、舒适，预防并发症。

3.保护被褥不被血、呕吐物、排泄物等污染，便于更换。

铺床原则

实用、耐用、舒适、安全、美观。

注意事项

1.铺麻醉床应更换清洁的被单，保证术后患者舒适并预防感染。

2.根据手术部位，铺橡胶单、中单。

3.准备术后患者所需用物应齐全，以便于实施抢救和护理。

麻醉护理盘用物

1.无菌盘内置：张口器、压舌板、舌钳、通气导管、牙垫、治疗碗、镊子、输氧导管、纱布和吸痰管。

2.治疗盘内置：血压计、听诊器、弯盘、胶布、棉签、手电筒、护理记录单和笔。

能力训练

1.某患者在硬膜外麻醉下行右乳肿块完整切除术，返回病房前护士如何为患者准备病床？

2.麻醉护理盘用物应准备哪些？

能力评价

麻醉床操作评分标准

班级____________姓名____________学号____________成绩____________

项目		评价要点 （括号内的数字为各分项所占的分值）	分数	学生自评	小组评价	教师评价
操作前10分	仪表4分	护士仪表举止符合职业要求（衣、帽、头发、指甲）	4			
	评估2分	了解麻醉方式及手术部位	2			
	用物4分	备齐用物（缺一件扣0.5分）	1			
		按顺序放用物于床旁椅上	1			
		检查床垫，必要时翻转（横翻或纵翻）	1			
		铺棉褥	1			
操作中75分	移床旁桌	移开床旁桌离床约20 cm	1			
	铺大单、中单、橡胶单38分	大单放置位置正确（2）、正反面正确（2）	4			
		大单展开方法正确（2）、铺法正确（2）	4			
		大单中线正（偏斜 3 cm 扣 1 分， 超过 3 cm 扣 2 分）	2			
		两块橡胶单及中单放置位置正确（2）、正反面正确（2）	4			
		两块橡胶单及中单展开法正确（2）、铺法正确（2）	4			
		橡胶单（1）、中单（1）中线正（偏斜3 cm扣1分，超过3 cm扣2分）	2			
		床头（2）、床尾（2）包紧	4			
		床角结实、美观（每角1分，结实 0.5 分，美观 0.5 分）	4			
		床单两侧拉紧（2），平塞于垫下、无皱褶（2）	4			
		外观平整美观（1）、紧绷（1）	2			
		操作顺序正确（2）、手法正确（2）	4			
	套被套30分	被套放置正确（2）、展开方法正确（1）	3			
		棉胎展开正确（2）、套法正确（2）	4			
		系带（2），被筒对称（2），中线正（2）	6			
		盖被齐床头（2），被头无虚边（2），不过实（1）	5			
		扇形折叠位置正确（2）、方法正确（2）	4			
		内（2）、外（2）无皱褶，外观整齐（1）、美观（1）	6			
		被尾整齐	2			
	套枕套	枕头横立于床头（2），开口背门（1）	3			
		外观平整（1），四角充实（1），中线正（1）	3			
操作后8分	还原桌椅3分	移回床旁桌	1			
		床旁椅放置正确（1），动作轻稳（1）	2			
	整理5分	备输液架（1）、放置正确（1）	2			
		备麻醉床特殊用物放置正确（1）、物品齐全（2）	3			
评价7分		动作熟练、操作时间少于 8 min（每超过 30 s 扣 1 分）	2			
		操作全过程步骤清楚（1），计划性强（1）	2			
		动作轻巧（1）、美观大方（1）、注意节力原则（1）	3			
总分			100			

备注：操作时间超过11 min即为不及格，并停止操作。

项目三：无菌技术

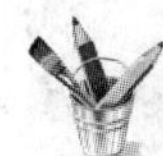

职业岗位能力分析

职业操作能力

1．观察能力
(1) 观察操作环境、无菌物品的放置
(2) 观察操作台的大小

2．动手能力
正确使用无菌持物钳（镊）、铺无菌盘

3．独立获取新知识、新技术能力
了解一次性物品的使用方法

4．计划能力
事先规划好物品的摆放、操作顺序

5．分析能力
善于分析外科中不同换药所需准备的物品的不同

6．应变能力
面对操作中物品有可疑污染，能灵活应对处理

7．创新思维能力

职业学习能力

1．掌握无菌技术操作原则
2．熟练掌握六项无菌技术操作的方法
3．将无菌操作原则贯穿于护理操作的始终
4．熟悉医源性污染物的处理方法
5．尊重、关心爱护患者，保证治疗安全
6．严谨、技术精益求精
7．具有独立应对突发事件的沟通能力

案例：302—5床，赵悦，女，32岁，术后伤口常规换药，护士应如何准备一套无菌换药盘？

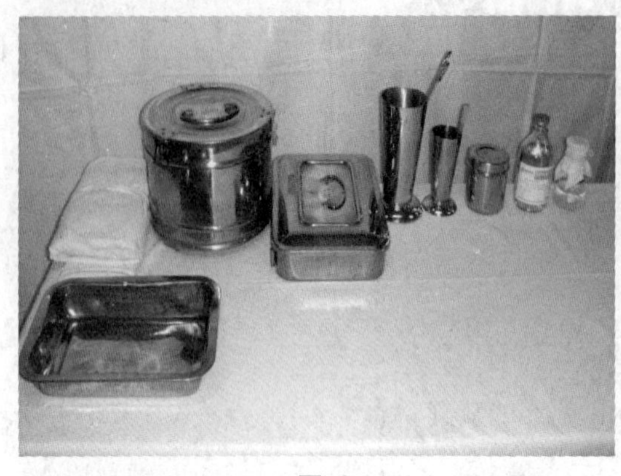

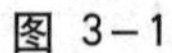
图 3-1

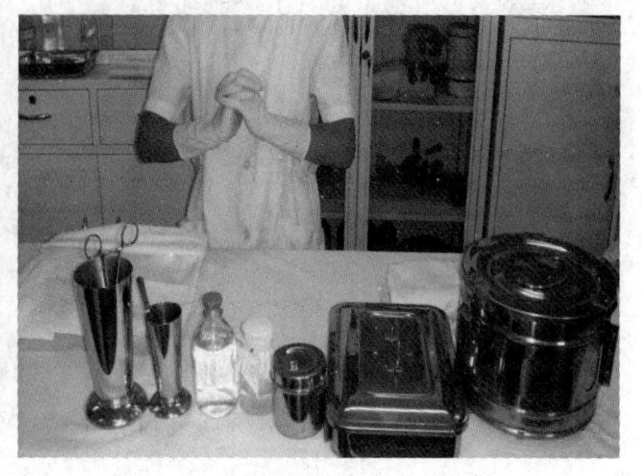

图 3-2

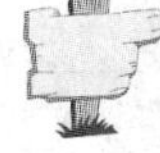

操作步骤

评估患者：评估患者病情，并向患者解释，做好准备；环境准备，保护隐私（必要时使用屏风）

↓

操作者准备：洗手，戴帽子、口罩，剪指甲

↓

用物准备：无菌治疗包、无菌持物钳、无菌容器、无菌药液、无菌敷料、无菌手套（见图3-1）

↓

环境准备（于治疗室内完成）：空气消毒；确保环境整洁、宽敞

↓

铺无菌盘：按操作要点铺盘；（于床旁）打开无菌盘戴无菌手套；换药（见图3-2）

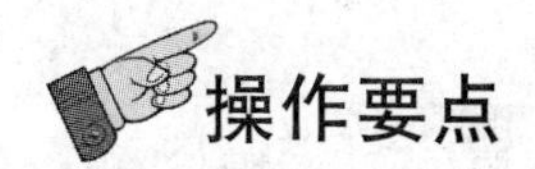

操作要点

铺无菌盘（半铺半盖）

- 擦净治疗盘
- ↓ 检查无菌包：名称、灭菌日期、化学指示胶带变色、包裹严密、无破损、无潮湿
- ↓ 打开无菌包，解带，揭外、左、右、内角，用无菌持物钳取一块治疗巾放于治疗盘内，双手捏住无菌巾上层两角外面，双折铺于治疗盘上做底巾；用无菌持物钳再取一块治疗巾放于治疗盘内，双手捏住无菌巾上层两角外面，双折铺于治疗盘上，上面一层向远端呈扇形折叠，开口边向外包好无菌包，注明第一次开包日期、时间，签名

↓

取无菌容器

- 检查无菌储槽灭菌日期、化学指示胶带变色、密封完好，打开储槽盖，用无菌持物钳夹取无菌治疗碗，放入无菌盘内
- ↓ 再用无菌持物钳夹取无菌弯盘，放入无菌盘内
- ↓ 用后立即盖严容器盖

↓

取无菌敷料

- 检查无菌容器灭菌日期、化学指示胶带变色、密封完好
- ↓ 打开无菌容器盖，盖内面向上拿在手中
- ↓ 用无菌持物镊夹取无菌敷料，放入无菌治疗碗内
- ↓ 用后立即盖严容器盖

↓

倒无菌溶液

- 取出无菌溶液瓶，核对瓶签上的药名、剂量、浓度和失效期
- ↓ 检查瓶盖无松动，瓶口、瓶身无裂缝，溶液无浑浊、沉淀或变色，去掉瓶盖，消毒瓶口
- ↓ 打开瓶塞，冲洗瓶口，倒溶液于无菌治疗碗内，盖瓶塞，注明第一次开瓶日期、时间，签名

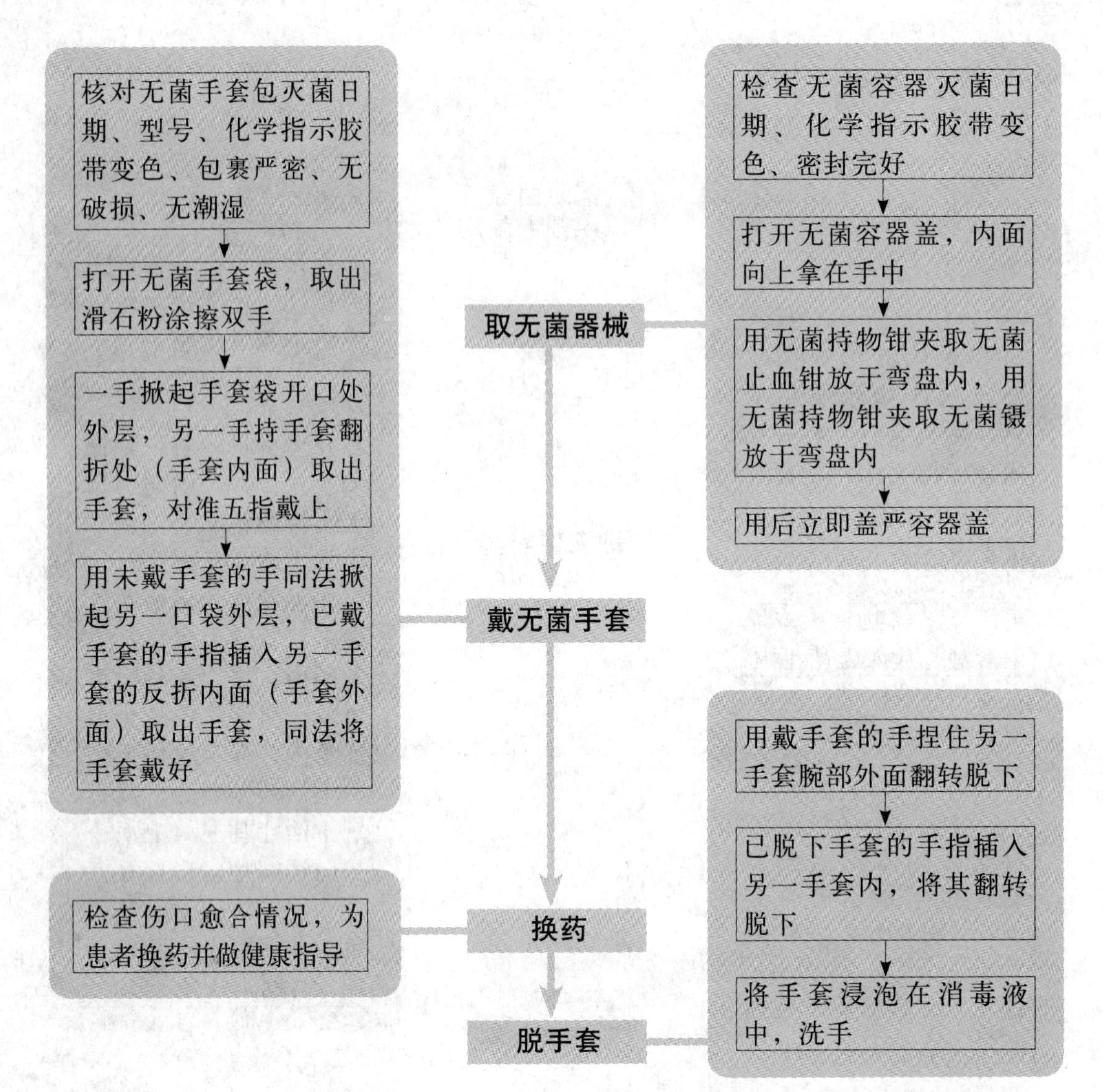

理论点拨

操作目的

1. 防止病原微生物侵入或传播给他人。
2. 保持无菌区域、无菌物品不被污染。

操作前准备

1. 无菌操作前30 min通风，停止清扫地面，减少走动，无菌区域清洁、宽敞。
2. 操作者修剪指甲，洗手，戴帽子、口罩。

操作中保持无菌

1.工作人员面向无菌区域，手臂保持在腰部水平以上，操作时不面对无菌区域讲话、咳嗽、打喷嚏。

2.用无菌钳夹取无菌物品；无菌物品一经取出即使未使用，也不可放回无菌容器内。

3.无菌物品疑有污染，不可使用，应予更换。

无菌物品保管

1.无菌物品和非无菌物品分别放置。

2.无菌物品必须存放在无菌容器或无菌包内，无菌包外注明物品名称、灭菌日期，并按灭菌日期先后顺序存放和使用；定期检查无菌物品保存情况，无菌包在未被污染情况下，保存期7天为宜；过期或包布受潮应重新灭菌。

注意事项

1.无菌持物钳只能用于夹取无菌物品。

不可夹取未经消毒、灭菌的物品，也不能夹取油纱布，如需取远处物品，应连同容器一起搬移，就地取出使用。

2.使用无菌容器时，不可污染盖内面、容器边缘及内面，无菌容器应每周消毒灭菌一次。

3.不可将无菌物品或非无菌物品伸入无菌溶液瓶内蘸取或直接接触瓶口倒液，已倒出的溶液不可再倒回瓶内，以免污染剩余的无菌溶液。

4.打开无菌包时手不可触及包布内面，操作时手臂勿跨越无菌区，如不慎污染包内物品或无菌包过期、浸湿需重新灭菌。

5.铺无菌盘的区域及治疗盘必须清洁干燥。

避免无菌巾潮湿，操作者的手、衣袖及其他非无菌物品不可触及无菌面；无菌盘不宜放置过久，失效期不超过4 h。

6.戴手套时，避免手套外面（无菌面）触及任何非无菌物品，未戴手套的手不可触及手套的外面，已戴手套的手不可触及未戴手套的手或另一手套的内面（非无菌面），发现手套有破损，应立即更换，戴手套后双手应保持在腰部水平以上，视线范围以内，避免污染，脱手套时，应从手套口往下翻转脱下，不可强拉手指和手套的边缘，以免损坏，如手套上有污迹，应先在消毒液中洗净，再脱下浸泡。

能力训练

1.患者女性，70岁，腹部手术后第2天，护士要为其手术伤口换药，在进行无菌操作时，应遵循哪些原则？

2.患者用过的物品经消毒灭菌后怎样保持不被污染？

3.在导尿过程中发现手套破损，护士应如何处理？脱手套时，如手套上有污迹该怎样处理？

4.为患者做手术伤口常规换药后，所换下的敷料及使用过的棉签、物品包装袋等应如何处理？

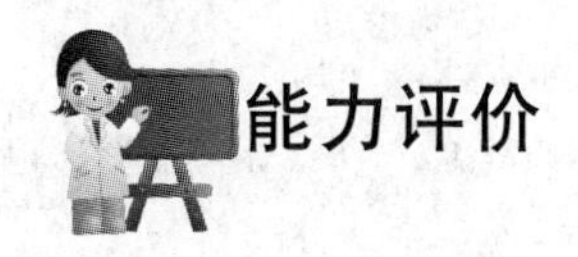

能力评价

无菌操作评分标准

班级＿＿＿＿＿＿ 姓名＿＿＿＿＿＿ 学号＿＿＿＿＿＿ 成绩＿＿＿＿＿＿

项目		评价要点 （括号内的数字为各分项所占的分值）	分数	学生自评	小组评价	教师评价
操作前10分	仪表4分	护士仪表符合要求（衣、帽、头发、指甲每项各0.5分）	2			
		洗手（1），戴口罩（1）	2			
	环境6分	环境清洁、干燥（1）、宽敞（1）	2			
		备齐用物（2），放置合理（2）	4			
操作中86分	无菌持物钳使用18分	持钳着力点正确（钳、镊各2分）	4			
		取放钳端闭合（钳、镊各2分）	4			
		保持钳端向下（钳、镊各2分）	4			
		钳端不触及非无菌处（每触及1次扣2分）	4			
		轴节打开浸泡	2			
	无菌包的使用13分	检查无菌包名称，灭菌日期，化学指示胶带变色，包裹严密，无潮湿、无破损（少一项扣0.5分）	2			
		解带开包，揭外、左、右、内角，不污染内面	2			
		用无菌钳取物，夹巾、取巾方法正确	2			
		按原折痕包内、右、左、外角，不污染内面	2			
		注明第一次开包日期、时间（口述24 h内有效）	1			
		操作中不跨越无菌区（每跨越一次扣2分）	4			
	铺无菌盘13分	治疗盘清洁、干燥	2			
		捏无菌巾一端两外角、扇形折叠、无菌面向上	2			
		无菌物品放置合理（1），不跨越无菌区（4）（每跨越一次扣2分），边缘对齐反折，折边整齐（2）	7			
		记录铺盘时间，失效期4 h	2			
	无菌容器使用12分	开启容器方法正确、无污染	2			
		取放物品平稳，不触及无菌容器边缘	2			
		取放物品时不跨越无菌区（每跨越一次扣2分）	4			
		无菌容器不暴露过久，及时盖严	4			
	取用无菌溶液15分	查瓶签（1），查药液质量（1），夹取棉签（2）	4			
		棉签使用正确（2），消毒瓶口方法正确（4）	6			
		打开瓶塞方法正确（1），冲洗瓶口方法正确（1）	2			
		倒液方法正确，不污染（1）	1			
		盖瓶塞方法正确，注明第一次开瓶日期和时间（口述24 h内有效）	2			
	戴无菌手套15分	取下手表，查灭菌日期、号码、包裹紧密等（少一项扣0.5分）	2			
		开包方法正确（2），取（1）用（1）滑石粉正确	4			
		取手套方法正确（每只1分），戴手套方法正确不污染（4）	6			
		脱手套方法正确（每只1分），用后会正确处理（1）	3			
评价4分		动作准确、熟练、规范	2			
		操作全过程步骤清楚，计划性强	2			
总分			100			

备注：虽污染但会处理扣当项分，已污染未发现未处理或发现污染未处理继续操作即为不及格。

项目四：隔离技术

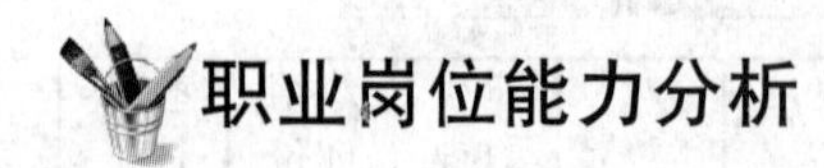

职业岗位能力分析

职业操作能力

1．观察能力
（1）观察病区环境
（2）观察患者病情及隔离种类

2．动手能力
熟练掌握穿脱隔离衣的方法

3．独立获取新知识、新技术能力
了解一次性防护服的使用

4．计划能力
事先计划好进入隔离单位操作的先后顺序

5．分析能力
分析需穿隔离衣的不同情况

6．应变能力

7．创新思维能力

职业学习能力

1．掌握隔离消毒原则
2．熟练掌握穿脱隔离衣的操作要点
3．具有隔离观念
4．掌握医源性污染物的处理方法
5．了解新型隔离服的使用方法
6．尊重、关心爱护患者，保证治疗安全
7．技术精益求精
8．能灵活应对操作中的突发事件

案例：302—3床，赵墨，男，医疗诊断“病毒性肝炎”，给予对症保肝治疗，床边隔离，护士在为患者做治疗时，应如何应用隔离技术？

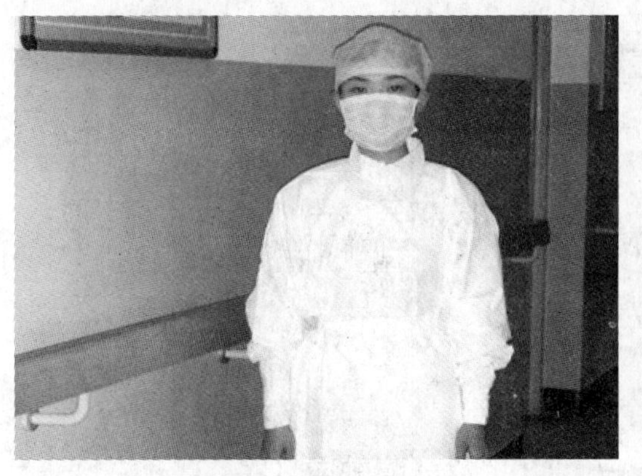

图 4－1

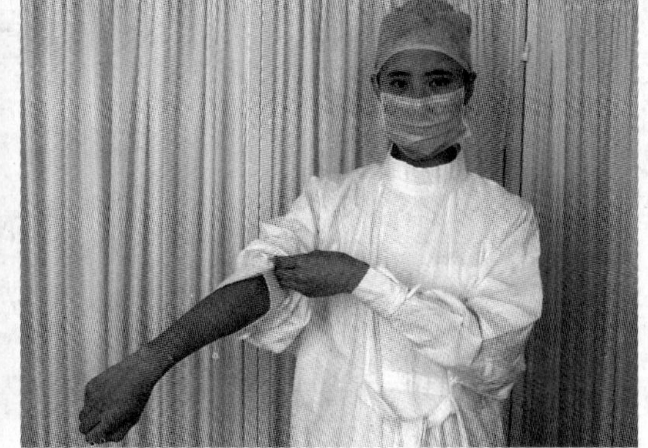

图 4－2

操作步骤

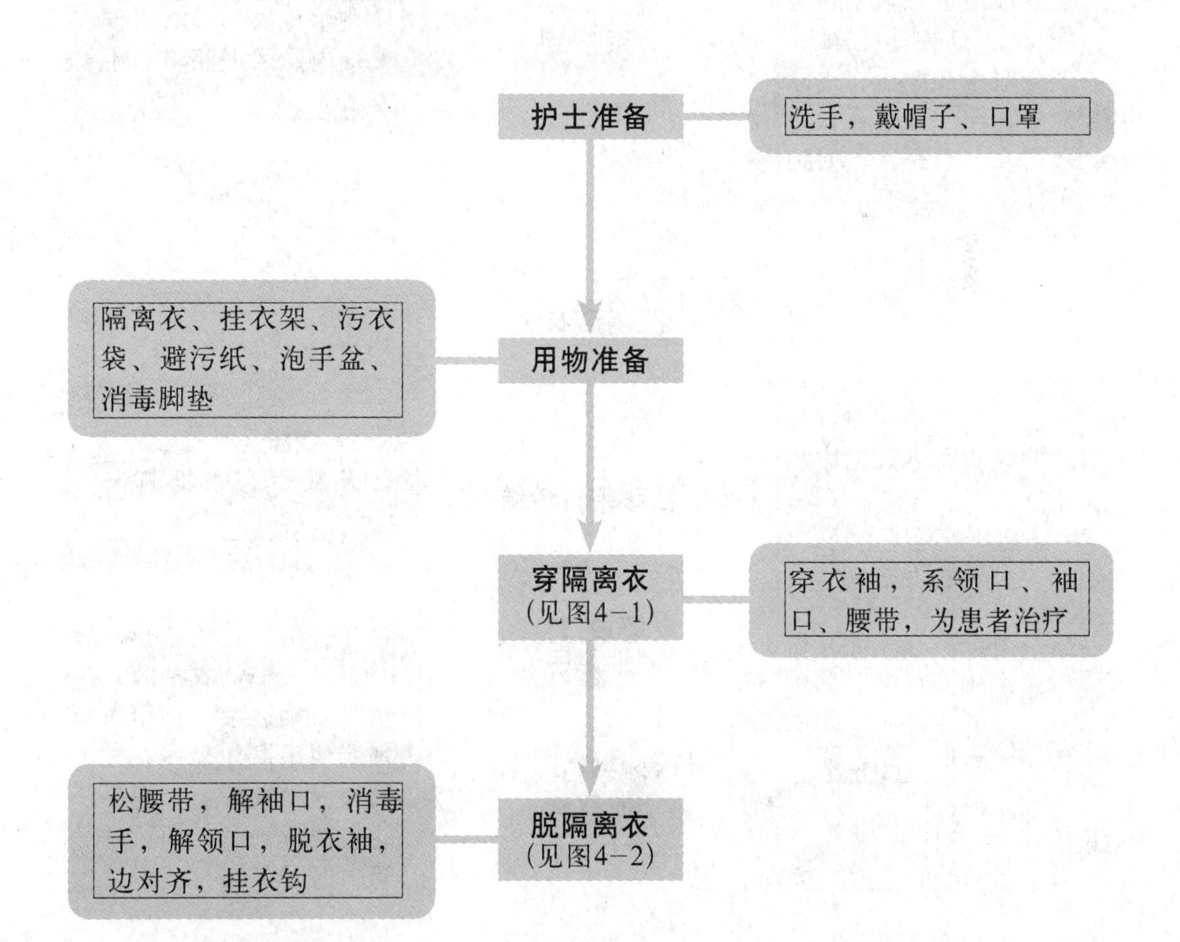

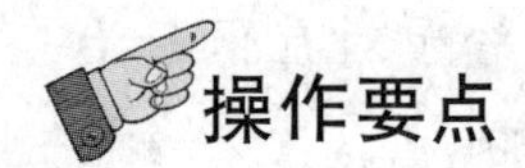

操作要点

穿隔离衣法

- **穿衣袖**
  - 戴圆帽、口罩，取下手表，卷袖过肘（冬季卷过前臂中部）
  - 手持衣领取下隔离衣，清洁面朝向自己，将衣领两端向外折齐，露出肩袖内口
  - 手持衣领，左手伸入袖内，手向上抖动，右手将衣领向上拉，使左手露出
  - 换左手持衣领，右手伸入袖内，依上法将右手露出
- **系领口、袖口**
  - 两手持衣领，由领子中央顺着边缘至系带处，系领带（或扣领扣）
  - 袖口内面对齐系袖带（或扣袖扣）
- **系腰带**
  - 提起腰带边缘，将隔离衣一边（约腰下5 cm处）渐向前拉，见到边缘捏住，同法捏住另一侧，双手在背后将边缘对齐，向一侧折叠，将腰带在背后交叉，回到前面系一活结

脱隔离衣法

- **松腰带打活结**
  - 解开腰带在前面打一活结
- **解袖口、消毒手**
  - 解开袖口带子，在肘部将部分衣袖塞入工作服下，然后消毒双手
  - 用手刷蘸肥皂液，按前臂—手腕—手背—手掌—手指—指缝—指甲顺序刷洗，每只手刷30 s，用流水冲洗，换刷同法刷另一只手
  - 按上述顺序再刷洗一遍，共刷2 min
- **解领口、脱衣袖**
  - 解开领带（或领扣），一手伸入一侧衣袖内，拉下衣袖过手，再用衣袖遮住手握住另一衣袖的外面将袖拉下，两手轮换拉下袖子，渐从袖管中退至衣肩

将隔离衣做好马蹄形，双手捏住衣领，挂在衣钩上，整理隔离衣使两边对齐（如脱下的隔离衣需更换时，应清洁面向外卷好，投入污物袋中）—— 做马蹄挂衣钩

理论点拨

操作目的

1.将传染源传播者和高度易感人群安置在指定地点或特殊环境中，暂时避免和周围人群接触。

2.保护工作人员和患者，防止交叉感染。

隔离消毒原则

1.工作人员进入隔离单位必须戴口罩、帽子，穿隔离衣。

2.穿隔离衣前备齐所有用物，不易消毒的物品可用纸包住或放入塑料袋内避污。

3.穿隔离衣后，能在规定的范围内活动，一切操作均需要严格执行隔离技术，每接触一位患者或污染物品后必须消毒双手。

4.病室及患者接触过的物品需严格消毒。

5.向患者及探视者作健康教育。

6.患者经医生开出医嘱后才能解除隔离。

注意事项

1.口罩使用时应遮住口鼻及下颌，帽子应遮住全部头发，不可用污染的手接触口罩。

2.洗手时，身体勿靠近水池，以免隔离衣污染水池边缘或溅湿工作服。

3.流水冲洗时腕部应低于肘部，使污水流向指尖，并避免弄湿工作服。

4.隔离衣长短要合适，需全部遮盖工作服，有破洞则不可使用。

5.保持衣领清洁，穿脱时要避免污染衣领及清洁面。

6.隔离衣要每天更换，如有潮湿或污染，应立即更换。

能力训练

1.患者男，28岁，乙型肝炎住院4天，护士为其测量体温，护士穿隔离衣护理完该患者后，可否直接进入清洁区？

2.护士为一伤寒患者注射后，脱隔离衣消毒手时弄湿了隔离衣应如何处理？

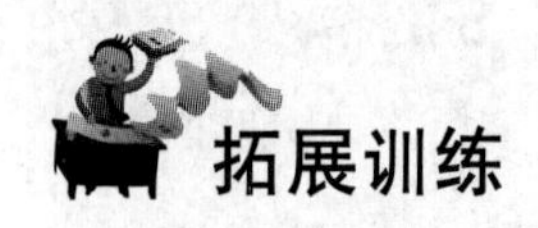

拓展训练

1.使用过的隔离衣清洁面在外可放于哪个区域里？

2. 护士接触传染性非典型肺炎（SARS）患者时，如何防护？

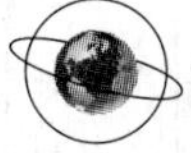

临床新技术、新方法

医用防护眼镜（眼罩）：是针对医院及防疫工作环境，为保护医护人员的眼部卫生及健康，提供最大的安全保护而设计（见图4－3）。该产品广泛应用于观察室、清洗室、隔离室、手术室等场所，具有防液体飞溅、防菌、防污、防毒及超强防冲击的性能。

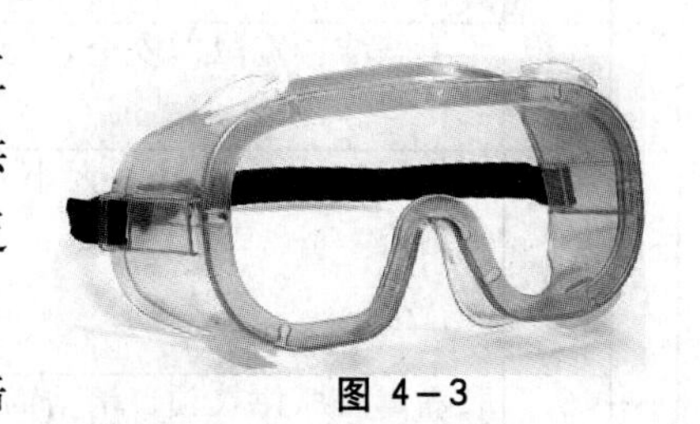

图 4－3

N95医用防护口罩：用来避免佩戴者被感染，适合近距离接触、长时间接触、密切接触疑似病例和确诊病例的人员使用（见图4－4）。

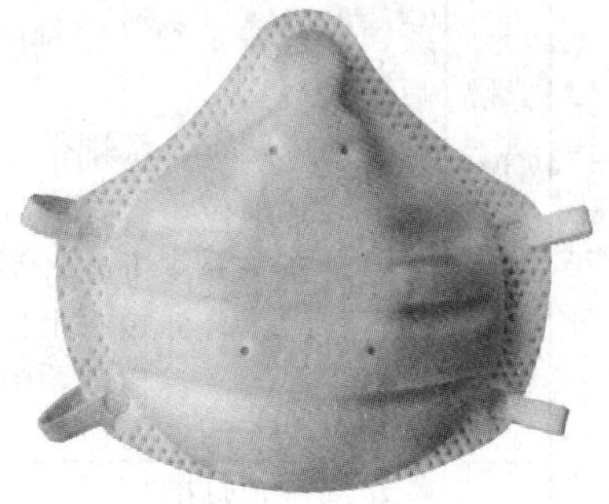

图 4－4

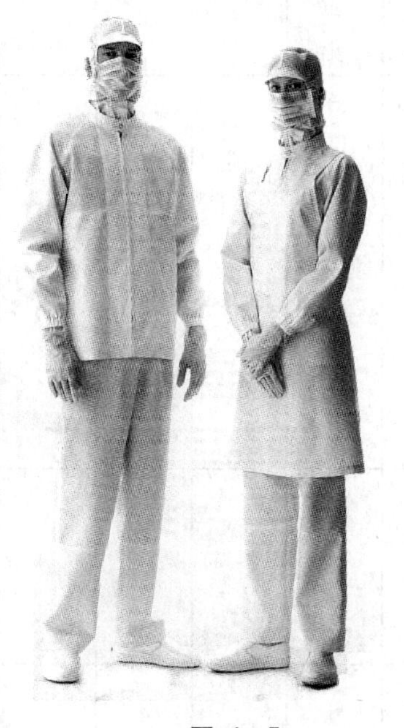

图 4－5

医用防护服：采用特殊技术和设备将聚四氟乙烯微孔薄膜与涤纶塔府绸复合层压而成，具有阻隔血液、粉尘、液滴、飞沫、防水、透湿等多项功能，降低细菌、病毒向医护人员传播的概率（见图4－5）。

能力评价

穿脱隔离衣操作评分标准

班级＿＿＿＿＿＿姓名＿＿＿＿＿＿学号＿＿＿＿＿＿成绩＿＿＿＿＿＿

项目		评价要点 （括号内的数字为各分项所占的分值）	分数	学生自评	小组评价	教师评价
操作前12分	仪表及准备10分	护士仪表符合要求（衣、帽、头发、指甲每项各0.5分） 摘手表 卷衣袖过肘 洗手 戴口罩方法正确，遮住口鼻	2 2 2 2 2			
	环境2分	环境整洁、宽敞、安全，物品放置合理	2			
操作中76分	检查隔离衣4分	检查隔离衣的型号、大小，是否潮湿、破损（每项1分）	4			
	穿隔离衣38分	取隔离衣抓住衣领，清洁面朝向自己，不污染 手持衣领带将衣领两端外折，露出袖内口 穿衣袖不污染面部、帽子、领子（每项2分） 系领口方法正确（由领中央顺边缘至领后）(2)不污染帽子（2） 对齐袖口反折，系袖带尾端向上 腰下5 cm前拉，捏住衣外边缘，不污染内面 后襟对齐向外侧折叠，不松散 隔离衣遮盖背部腰下工作服 腰带背部交叉，腰前系活扣 穿隔离衣不污染工作服	2 2 6 4 4 4 4 4 4 4			
	脱隔离衣34分	解开腰带，打活结 解开袖口塞衣袖下方法正确 刷手方法正确（顺序、时间、手刷、毛巾处理正确每项2分） 解领带不污染 脱下衣袖手不触及隔离衣外面 松开腰带活结 脱隔离衣不污染工作服 做马蹄形方法正确 隔离衣对齐悬挂，开口方向正确	2 4 8 2 4 2 6 2 4			
操作后8分	整理8分	洗手 摘口罩（1），污染面向内（2），放入清洁袋内（1） 再洗手	2 4 2			
评价4分		动作准确、熟练、规范 操作全过程步骤清楚，计划性强	2 2			
总　分			100			

项目五：口腔护理

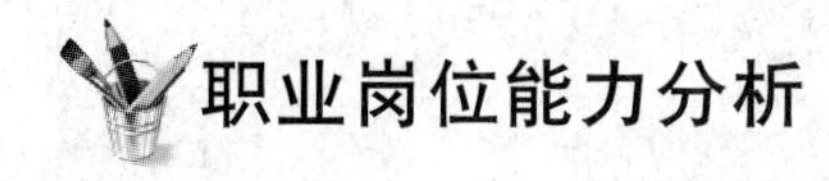

职业岗位能力分析

职业操作能力

1．观察能力

（1）观察患者的病情

（2）观察患者的口腔状况

（3）观察患者合作程度

2．动手能力

动作规范，熟练巧妙，如在用无菌棉球为患者擦洗口腔等操作时，患者无不适感

3．独立获取新知识、新技术能力

4．计划能力

事先计划好为完全不能自理的患者护理时需准备哪些用物

5．分析能力

分析患者的病情及所需的口腔护理方式

6．应变能力

能随机应对当患者不合作时采取哪些措施

7．创新思维能力

职业学习能力

1．掌握口腔护理的目的

2．掌握口腔护理的操作步骤及操作要点

3．掌握口腔护理操作的注意事项

4．学会为患者进行口腔护理

5．熟知医源性污染物的处理方法

6．尊重、关心爱护患者，保证治疗安全

7．态度严谨、技术精益求精

8．能灵活应对操作中的突发事件

案例：梁琪，女，67岁，医疗诊断“上消化道出血”，给予禁食、止血、抑酸、保护胃黏膜治疗。T：37.2 ℃，P：96次/min，R：20次/min。医嘱：口腔护理，Bid，护士接到医嘱后应该如何执行？

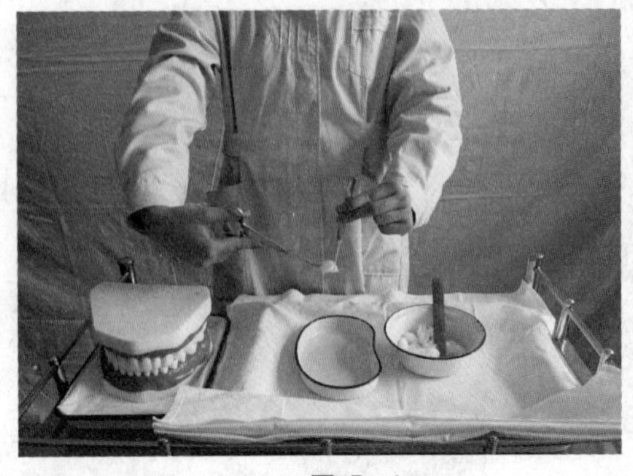

图 5-1

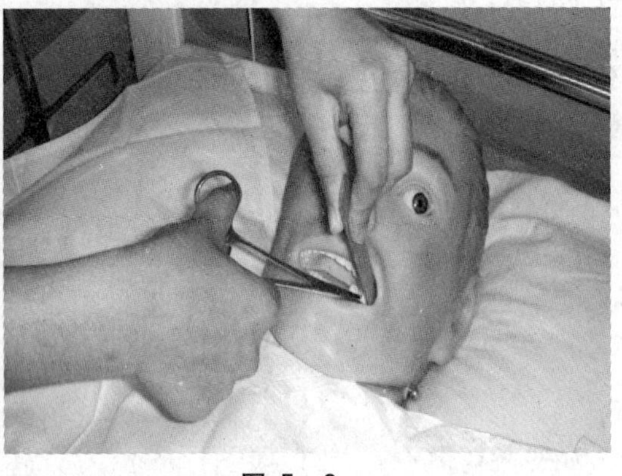

图 5-2

操作步骤

评估患者
- 患者口腔卫生状况，观察口唇、口角、口腔黏膜、牙齿的一般情况，口腔有无异味、炎症、溃疡、出血等
- ↓ 患者的意识状态、自理能力状况，配合口腔护理的程度
- ↓ 患者口腔保健知识，对保持口腔卫生重要性及预防口腔疾病知识了解情况，对清洁口腔正确方法的认识及掌握的程度

↓

患者准备
- 向患者解释口腔护理的目的及方法
- ↓ 如有活动义齿应取下清洗浸泡

↓

操作者准备
- 洗手，戴帽子、口罩

↓

用物准备
- 按无菌原则准备好用物，无菌治疗盘：内置治疗碗（含有漱口溶液的棉球16只，弯血管钳，镊子），压舌板，弯盘，吸水管，杯子，治疗巾，手电筒
- ↓ 根据评估结果准备外用药

↓

核对解释
- 携用物至床旁，核对并解释操作目的及配合方法

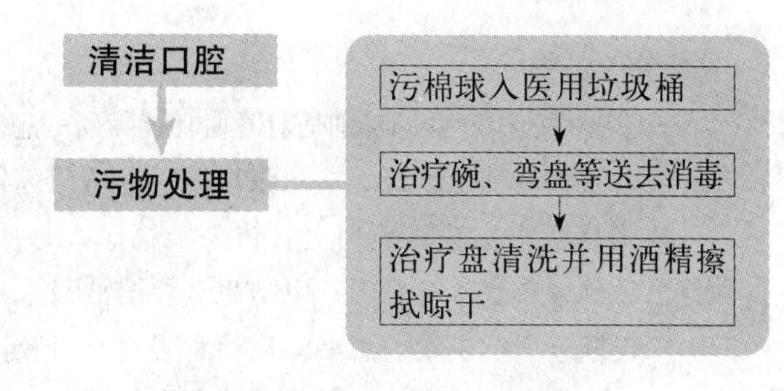

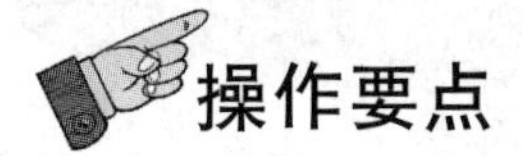

操作要点

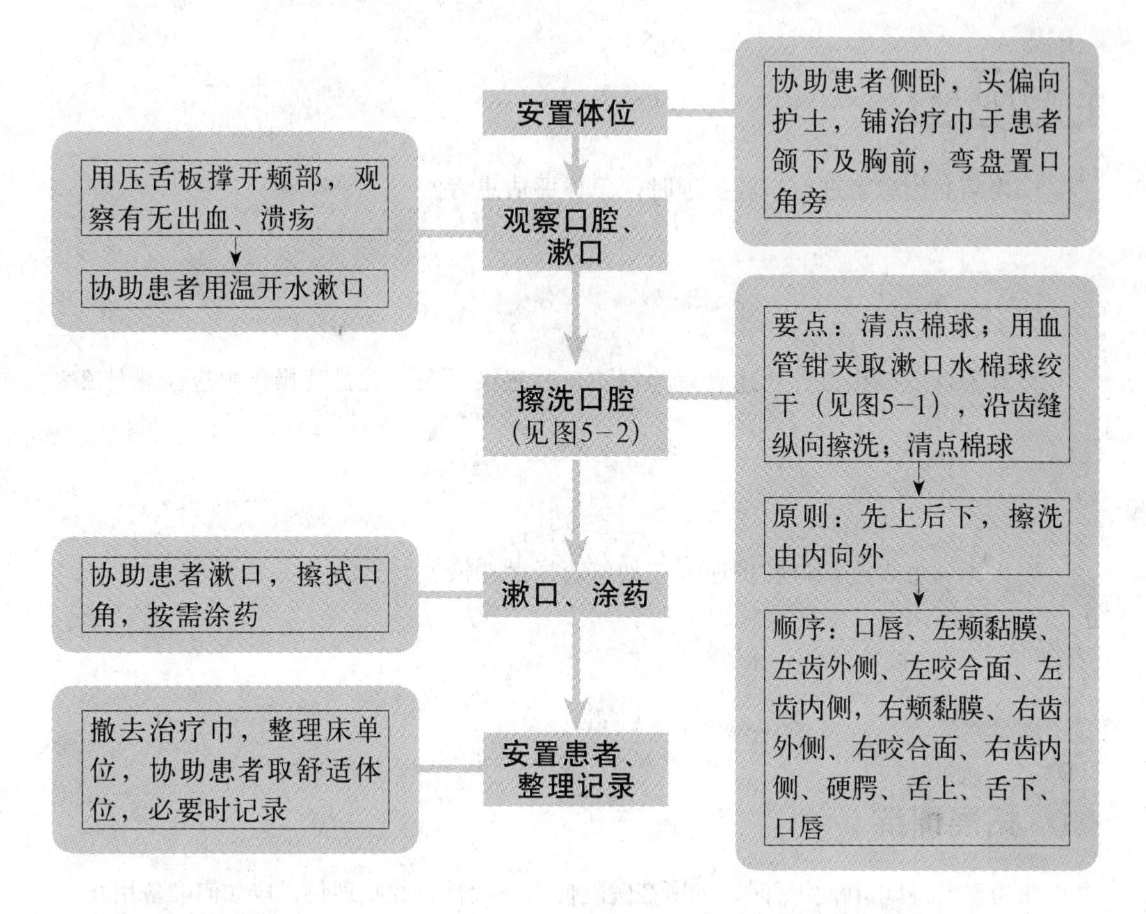

理论点拨

操作目的

1.保持患者口腔清洁、湿润，使患者舒适，预防口腔感染等并发症的发生。

2.防止患者口臭、口垢，增进患者食欲，保持口腔正常功能。

3.观察口腔黏膜、舌苔有无异常及特殊气味，提供病情变化的信息，协助疾病诊断。

注意事项

1.擦洗时动作轻柔，特别是对凝血功能障碍的患者，要防止碰伤黏膜及牙龈。

2.昏迷患者禁忌漱口，需用张口器时应从臼齿处放入（牙关紧闭者不可用暴力助其张口），擦洗时须用血管钳夹紧棉球，每次一个，防止棉球遗留在口腔内，棉球蘸漱口水不可过湿，以防患者将溶液吸入呼吸道。

3.长期应用抗生素的患者，应注意观察其口腔内有无真菌感染。

4.传染病患者的用物按隔离消毒原则处理。

能力训练

1.为某高热患者进行口腔护理时，怎样评估患者？

2.对于78岁脑出血昏迷患者，为预防口腔感染，在口腔护理操作中应注意什么？

3.为不同患者进行口腔护理时应如何选择漱口液？

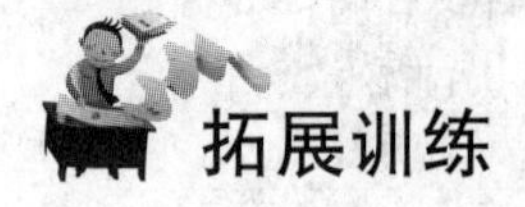

拓展训练

在为患者实施口腔护理时，如所在医院使用一次性口腔护理包，应如何准备用物？

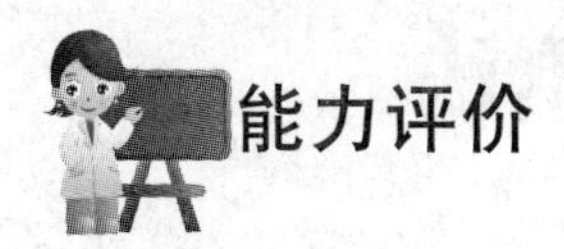

能力评价

口腔护理操作评分标准

班级__________姓名__________学号__________成绩__________

项目		评价要点 （括号内的数字为各分项所占的分值）	分数	学生自评	小组评价	教师评价
操作前28分	仪表4分	护士仪表举止符合职业要求（衣、帽、头发、指甲）	2			
		洗手（1），戴口罩（1）	2			
	评估4分	了解病情（1），意识状态（1）	2			
		配合程度（1），观察口腔情况（1）以备用物	2			
	用物准备20分	无菌持物钳使用正确（2），不污染（2）	4			
		无菌容器使用正确（2），不污染（2）	4			
		铺盘方法正确	2			
		漱口液取用正确	2			
		棉球夹取方法正确（1）、数量适宜（1）	2			
		不跨越无菌区（2），不污染（2）	4			
		备齐用物（缺一件扣0.5分）	2			
操作中60分	清洁口腔60分	核对（1）、解释目的及注意事项（1），态度和蔼（1）	3			
		患者侧卧或仰卧，头偏向一侧	2			
		颌下铺巾方法正确（2），弯盘放置正确（2）	4			
		观察口腔情况（1），漱口（1）	2			
		压舌板使用方法正确	5			
		夹取棉球方法正确（3），不污染（3）	6			
		传递棉球方法正确	4			
		挤压棉球方法正确（4），棉球干湿度适宜（4）	8			
		清洗口腔有条理，不遗漏（遗漏一处扣1分）	13			
		清点棉球（前、后各4分）	8			
		漱口，处理口腔疾患	2			
		擦干面部（1），安置患者（1），记录（1）	3			
操作后4分	整理4分	用物整理彻底	2			
		用物处理正确	2			
评价8分		操作熟练，动作轻稳	2			
		操作全过程步骤清楚，计划性强	2			
		关心爱护患者（2），沟通能力强（2）	4			
总分			100			

项目六：卧有患者床更换床单法

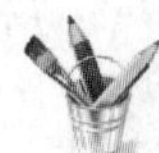

职业岗位能力分析

职业操作能力

1. 观察能力

(1) 观察病室环境，病床周围有无抢救仪器；(2) 观察患者病情、年龄；(3) 观察目前有无治疗；(4) 观察身体活动度，有无伤口、引流管、输液管

2. 动手能力

(1) 会折床角；(2) 会更换大单；(3) 会更换被套、枕套

3. 独立获取新知识、新技术能力

了解床套的铺法

4. 计划能力

(1) 物品准备齐全；(2) 物品放置有序；(3) 更换有序；(4) 操作节时省力

5. 分析能力

遇到以下不同患者时，能分析操作中的不同：(1) 昏迷患者；(2) 带有引流管、输液管患者；(3) 骨折患者；(4) 身体移动不便的患者；(5) 肢体活动有障碍的患者；(6) 有伤口的患者；(7) 老年患者

6. 应变能力

遇到以下状况能随机应对：(1) 患者不宜翻身；(2) 正在治疗

7. 创新思维能力

操作中善于思考，改进操作方法

职业学习能力

1. 掌握操作目的，具备铺床法知识，掌握铺床原则
2. 掌握操作要领及程序
3. 学会规范地更换大单、被套、枕套
4. 操作方法正确，符合护理需要
5. 保证患者舒适、安全
6. 操作中关心爱护患者，体现人性化护理
7. 善于运用语言与非语言沟通技巧
8. 具备有效沟通能力、合作能力
9. 整个操作计划性强，能够运用节力技巧

案例：401—3床，张洋，69岁，医疗诊断“蛛网膜下腔出血”。

医嘱：Ⅰ级护理，绝对卧床，护士在为患者更换床单时应该如何操作？

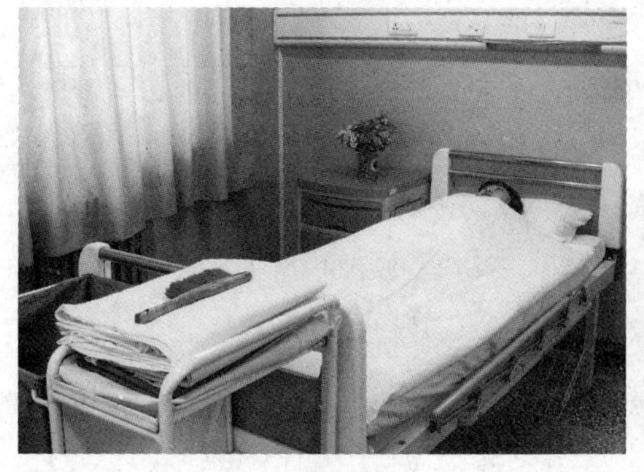

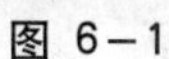

图 6-1

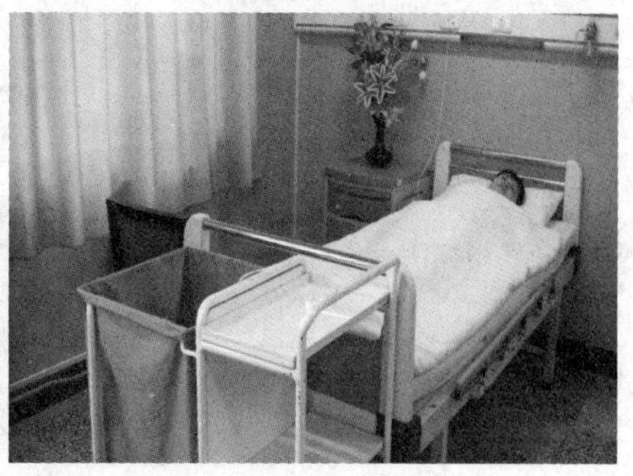

图 6-2

操作步骤

心理状态、身体状况 — **评估患者**

↓

洗手，戴帽子、口罩 — **操作者准备**

↓

大单、中单、被套、枕套、洁净的病号服、扫床巾（必要时备便盆） — **用物准备**（见图6-1）

↓

调节室温，关窗，屏风遮挡 — **环境准备**

↓

实施（见图6-2）

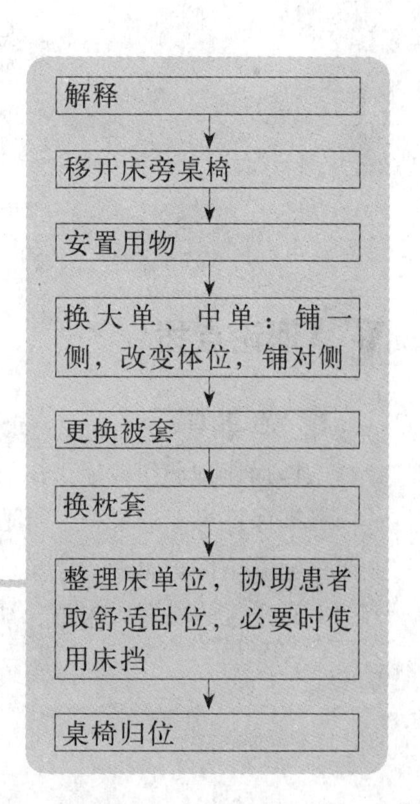

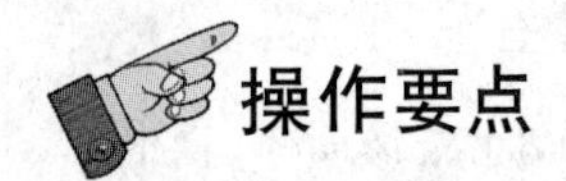

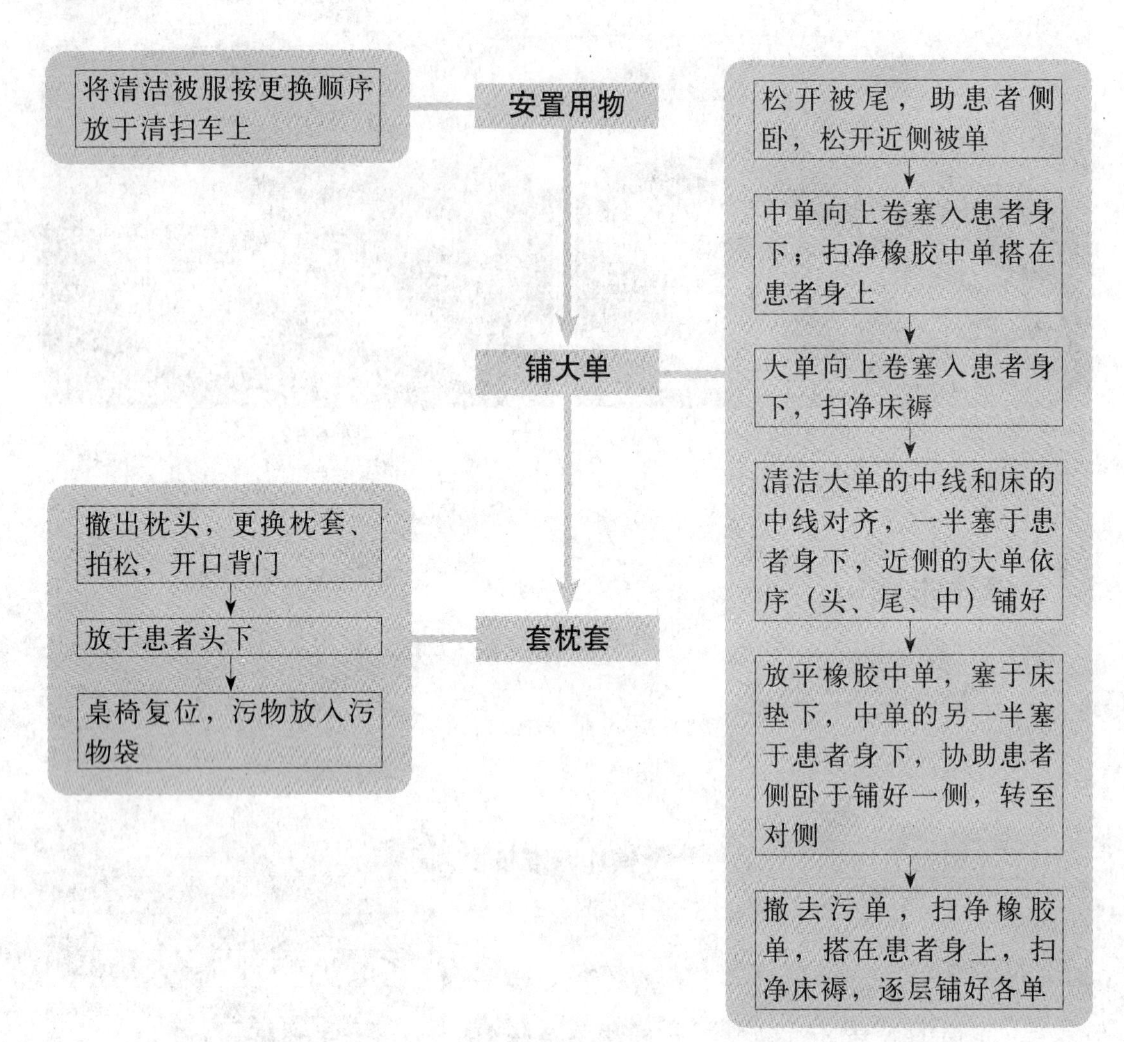

理论点拨

注意事项

1.操作时动作轻稳，注意节力，若两人配合操作应动作协调。

2.保证患者的安全、舒适，必要时可用床挡，防止患者翻身时坠床，维护患者的隐私，保护患者，避免受凉。

3.患者的衣服、床单、被套如被血液、体液污染时，及时更换。

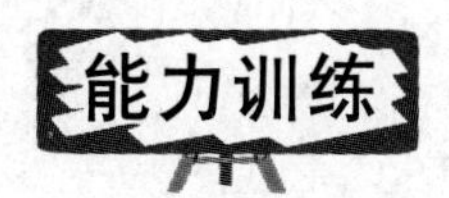

1.患者男，40岁，下肢胫骨骨折1周，护士为其更换床单时应注意什么？

2.患者女，25岁，甲状腺瘤手术后3天，护士为其更换床单不需要更换的物品有哪些？

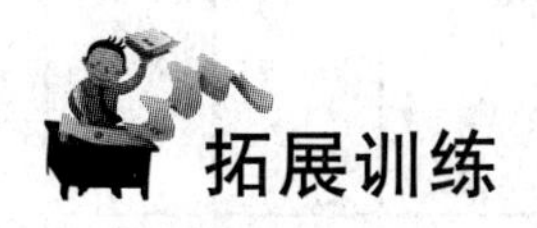

如何为病情不允许翻身侧卧的患者更换床单？

能力评价

卧更操作评分标准

班级__________姓名__________学号__________成绩__________

项目		评价要点 （括号内的数字为各分项所占的分值）	分数	学生自评	小组评价	教师评价
操作前14分	仪表6分	仪表举止符合职业要求（衣、帽、头发、指甲）	4			
		洗手	2			
	评估4分	了解患者病情、肢体活动情况、自理能力、排泄准备	4			
	用物	备齐用物（2）（缺一件扣0.5分），放置合理（2）	4			
操作中68分	更换大单36分	松开床尾盖被（2），移动病员方法正确（2），注意安全（2）	6			
		松开近侧各单，中单向内卷至患者身下	4			
		扫橡胶中单后搭在患者身上，将大单卷至患者身下，扫床褥	4			
		取清洁大单，对齐中线	2			
		将远侧半边向内卷至患者身下	2			
		再将近侧半边铺好拉平	4			
		将橡胶中单拉下铺平，铺清洁中单	2			
		转至对侧各层污单卷出（2），置于污物袋或治疗车下层（2）	4			
		扫橡胶中单后搭在患者身上（1），扫床褥（1）	2			
		将患者身下清洁大单、橡胶中单、中单逐层拉出铺好(4)	4			
		移枕协助患者平卧	2			
	更换被套20分	棉胎不接触病员（2）铺清洁被套（2）	4			
		内外无皱褶（4），头端不虚边（2）	6			
		被筒对称，中线正（偏斜3 cm扣2分，超过3 cm扣4分）	4			
		两侧被筒齐床沿、被尾整齐	4			
		关心病员，注意保暖	2			
	更换枕套12分	托住患者头部，将枕头撤出	2			
		取下枕套，置于污物袋或治疗车下层	2			
		套好枕套(2)，四角充实美观（1），系带（1）	4			
		枕头放置正确（1），开口背门（1）	2			
		协助患者取舒适体位（1），向患者致谢（1）	2			
操作后10分	还原桌椅4分	移回床旁桌	1			
		床旁椅放置正确	1			
		动作轻稳	2			
	整理6分	评估：患者病情（1）、肢体功能位置（1）、病床整洁（1）、有何需求（1）	4			
		用后物品处置符合消毒技术规范	2			
评价8分		动作熟练，时间少于15 min（每超过30 s扣1分，依此类推）	2			
		操作过程动作轻巧、准确，无虚动作，注意节力原则	2			
		操作全过程步骤清楚，计划性强	2			
		注意观察病情并与患者很好沟通	2			
总分			100			

备注：操作时间超过18min，操作成绩即为不及格。

项目七：体温、脉搏、呼吸测量

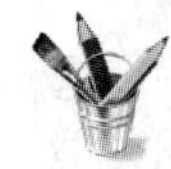

职业岗位能力分析

职业操作能力

1．观察能力
观察患者的病情、面色、呼吸、情绪、合作程度、年龄、体位，是否运动等

2．动手能力
（1）准确读出体温数值
（2）体温单绘制正确
（3）测量数值准确

3．计划能力
事先做好计划和准备以确保物品齐全，测量安排有序

4．分析能力
如果遇到患者昏迷、一侧肢体有损伤、肢体活动有障碍、呼吸微弱等不同情况，能采用不同的测量方法

5．应变能力
遇到患者脉搏、呼吸异常，患者心理较紧张等情况，能够随机应对

职业学习能力

1．掌握操作目的，具备相应生理学及临床医学知识
2．掌握操作要领及方法
3．熟知体温计的使用，测得数值准确
4．操作方法正确符合护理需要
5．能对测量结果作出正确判断和护理
6．掌握记录方法
7．操作中关心爱护患者，体现人性化护理
8．具备有效沟通能力、合作能力
9．严谨、一丝不苟，保证患者安全

案例：5床，杨兰，67岁，医疗诊断“慢性阻塞性肺疾病”，患者入院后，护士如何为患者测量体温、脉搏、呼吸？

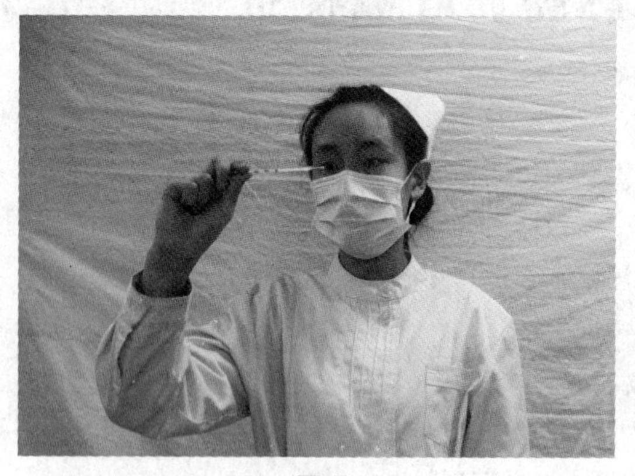

图 7－1

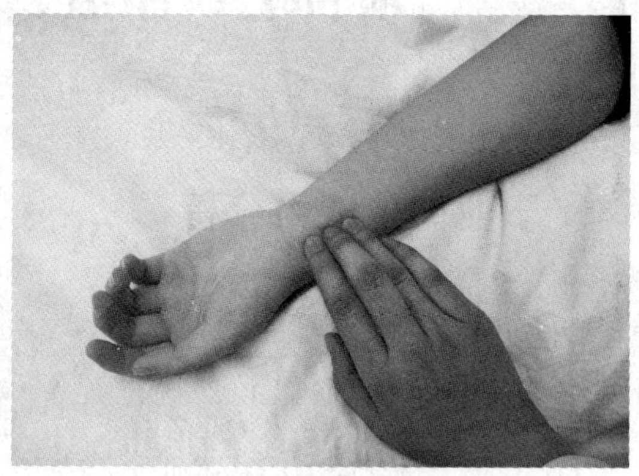

图 7－2

操作步骤

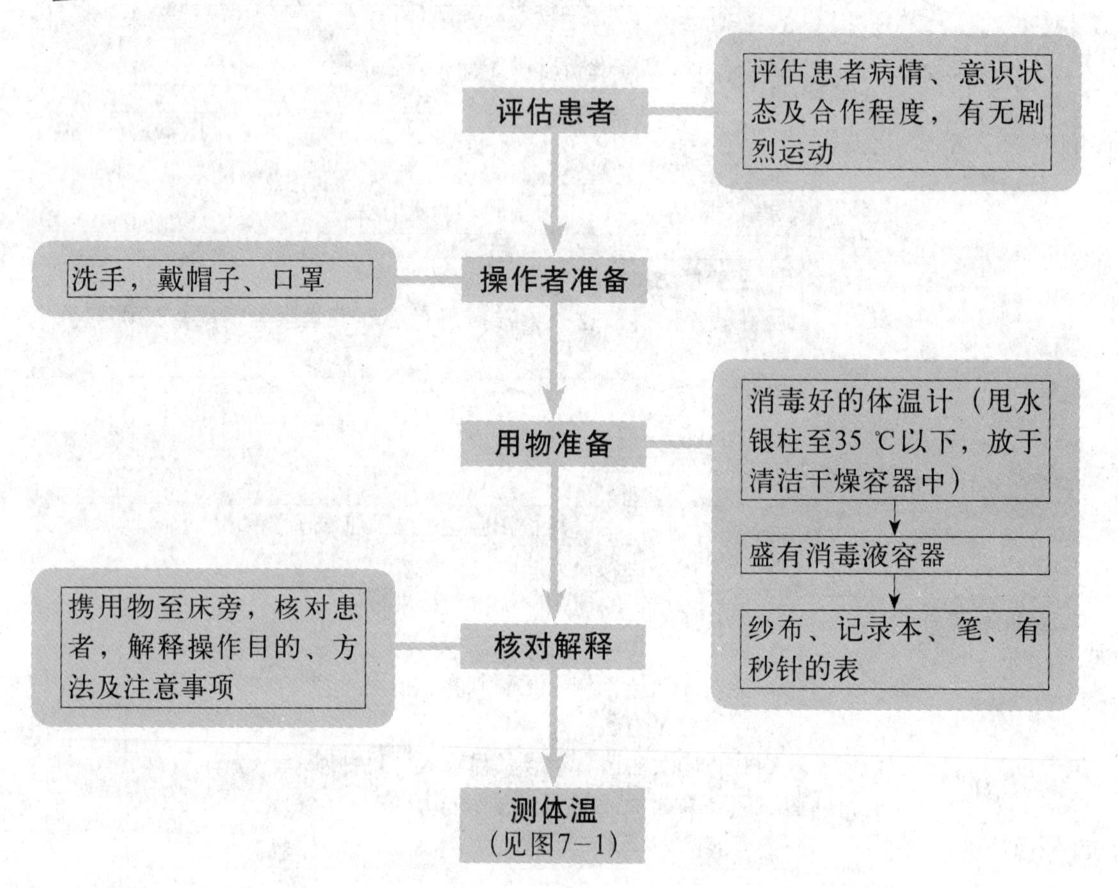

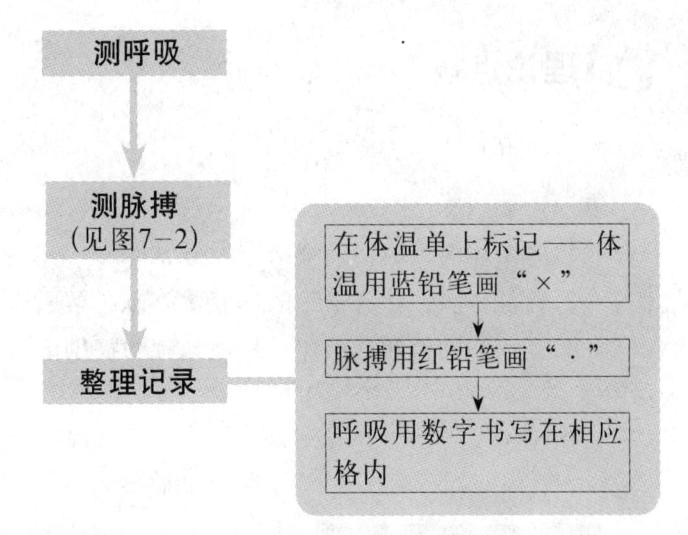

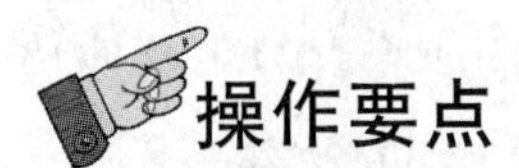

操作要点

测体温
以玻璃汞柱式体温计为例

- 根据患者情况选择合适的测量部位（口腔、直肠、腋下）
- 放入体温计（汞柱端放于测量部位）：
  - 口温：用鼻呼吸，闭唇舌下热窝
    计时：3 min；
  - 腋温：擦干腋下汗液
    腋窝深处，屈臂过胸
    计时：10 min；
  - 肛温：侧、俯卧位
    润滑肛表
    肛内3～4 cm
    计时：3 min
- 取表、擦拭：取出体温计；用消毒纱布擦净；肛表测量擦净肛门
  读数，浸泡于消毒液容器中，记录：××℃

测脉搏

- 根据患者情况选择合适的测量部位
- 保持体位舒适（测桡动脉时患者取卧位或坐位，手腕伸展，手臂取舒适体位）
- 将食指、中指和无名指的指端放于动脉搏动处，测30 s，将所得数值乘以2
- 记录脉率：××次/min

测呼吸

- 测量脉搏后，护士仍保持诊脉手势观察患者胸部或腹部的起伏（一起一伏为一次呼吸）测30 s，所得数值乘以2
- 记录呼吸次数：××次/min

理论点拨

操作目的

1.判断体温、脉搏、呼吸有无异常。

2.监测体温、脉搏、呼吸的变化，以了解病情。

3.为疾病的诊断、治疗、护理和预防提供依据。

测体温注意事项

1.测体温前后，应清点体温计总数；甩体温计时要用腕部力量，勿触及他物，以防撞碎；切忌把体温计放入热水中清洗或放在沸水中煮，以防爆裂。

2.根据患者病情选择合适的测量方法：①婴幼儿、精神异常、昏迷、口鼻腔手术以及呼吸困难、不能合作的患者，不宜测口温；②消瘦不能夹紧体温计、腋下出汗较多者，以及腋下有炎症、创伤或手术的患者不宜测腋温；③直肠或肛门手术、腹泻，以及心肌梗死的患者不宜测肛温。

3.患者进食、饮水，或进行蒸汽吸入、面颊冷热敷等，须隔30 min后测口腔温度；腋窝局部冷热敷应隔30 min再测量腋温；灌肠、坐浴后须隔30 min，方可经直肠测温。

4.测口温时，如患者不慎咬破体温计，应立即清除玻璃碎屑，以免损伤唇、舌、口腔、食管及胃肠道的黏膜；并口服牛奶或蛋清以延缓汞的吸收；病情允许可服大量粗纤维食物（如韭菜等），以加速汞的排出。

5.发现体温与病情不相符合，应在病床边监测，必要时可测口温和肛温作对照。

测呼吸注意事项

1.患者如有剧烈活动应休息20 min后再测。

2.测量呼吸时保持诊脉姿势是为转移患者的注意力，使其处于自然呼吸状态，以保证测量的准确性。

3.男性和小儿观察腹部起伏，女性观察胸部起伏。

4.异常呼吸的患者应观察测量1 min，并应同时记录呼吸的性质。

测脉搏注意事项

患者如有剧烈活动应休息20～30 min后再测。

如发现患者脉搏短绌，应：

1.由两人同时测量，一人听心率，另一人测脉率；

2.由测心率的护士发出“开始”、“停”的口令；

3.计数1 min；

4.记录：心率/脉率。

不可用拇指测脉搏。

为偏瘫患者测脉搏时，应选健侧肢体测量。

脉搏细弱而触摸不清时，可用听诊器测心率1 min。

能力训练

1.护士为一昏迷患者测量体温，应测____________部位。

2.护士为一心律失常患者测量脉搏应测量_____s。

3.呼吸科病房某患者出现呼吸节律异常，护士为其测量呼吸的时间应为______s。

4.护士为一患者测量脉搏时发现患者有脉搏短绌时，护士应如何测量？

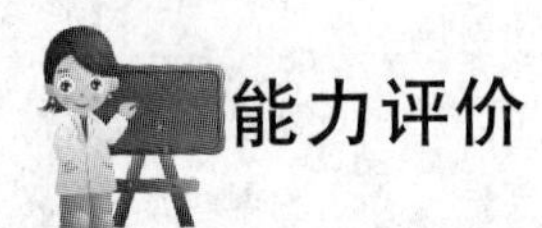

能力评价

体温、脉搏、呼吸测量操作评分标准

班级＿＿＿＿＿＿姓名＿＿＿＿＿＿学号＿＿＿＿＿＿成绩＿＿＿＿＿＿

项目		评价要点 （括号内的数字为各分项所占的分值）	分数	学生自评	小组评价	教师评价
操作前22分	仪表4分	护士仪表举止符合职业要求（衣、帽、头发、指甲）	2			
		洗手（1），戴口罩（1）	2			
	评估6分	了解病情（1）、意识状态（1）、自理程度（1）	3			
		有无剧烈运动（2），沟通恰当（1）	3			
	用物5分	备齐用物（缺一件扣0.5分）	2			
		清点（2）、检查并擦干体温计（1）	3			
	患者7分	核对患者	1			
		解释目的、方法及配合指导（1），态度和蔼（1）	2			
		患者体位舒适（2）、安全（1），注意保暖（1）	4			
操作中55分	测体温29分	擦干腋下汗液（1），正确指导测量（2）	3			
		体温计放置方法正确（2）、部位正确（2）	4			
		测量时间正确	3			
		消毒液纱布擦拭体温计	2			
		读表方法正确，手不触碰水银球（1），数值准确（1）	2			
		体温计用后处理方法正确	4			
		1 min读10支表（1），准确读出温度（每支1分，如误差≥0.1℃每次扣1分）	11			
	测脉搏13分	测量方法正确（2）、部位正确（2）	4			
		测量时间正确（2），计算方法正确（1）	3			
		测量结果正确（误差应<4次／分）	6			
	测呼吸13分	测量方法正确	4			
		测量时间正确（2），计算方法正确（1）	3			
		测量结果正确（误差应<2次／分）	6			
操作后15分	整理15分	整理床单位（1），患者安置妥当（2）	3			
		清点体温计	2			
		体温计消毒后清洁（2）	2			
		擦干（2），放置正确（1）	3			
		用物整理彻底	2			
		正确记录（每项1分）	3			
评价8分		操作全过程步骤清楚，计划性强，顺序安排合理	2			
		操作熟练，动作轻稳	2			
		患者安全、舒适	2			
		关心爱护患者（1），沟通能力强（1）	2			
总分			100			

项目八：血压测量

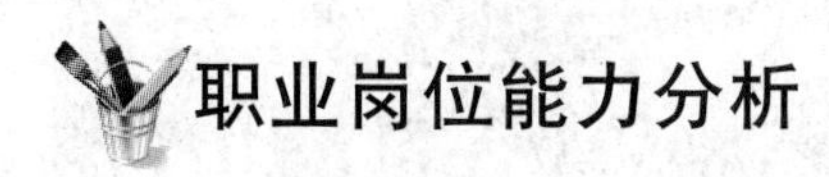

职业岗位能力分析

职业操作能力

1．观察能力

善于观察患者所处的状况和特征，诸如：(1）病室环境；(2）病情；(3）情绪、合作程度；(4）年龄；(5）体位；(6) 是否运动

2．动手能力

(1）准确找到动脉搏动点；(2）袖带缠绕熟练正确、松紧适度；(3）测量数值准确

3．独立获取新知识、新技术能力

了解电子血压计的使用

4．计划能力

(1）准备物品齐全；(2）操作安排有序

5．分析能力

遇到以下情况时善于分析，如何正确操作：（1）为偏瘫患者测血压；(2）患者一侧肢体有外伤、手术、正在输液；(3）患者需要长期测量血压

6．应变能力

面对如下情况能灵活处理：(1）血压听不清时；(2）血压异常

职业学习能力

1．掌握血压测量的操作目的，具备生理学及临床医学知识
2．掌握操作要领及方法
3．熟知血压计的使用，测得数值准确
4．操作方法正确，符合护理需要
5．能对测量结果作出正确判断和护理
6．掌握记录方法
7．操作中关心爱护患者，体现人性化护理
8．具备有效沟通能力、合作能力
9．具有独立应对突发事件能力
10．严谨、一丝不苟，保证患者安全

案例：3床，冯丰，男，25岁，医疗诊断“原发性高血压”，患者入院后，护士如何给患者测血压?

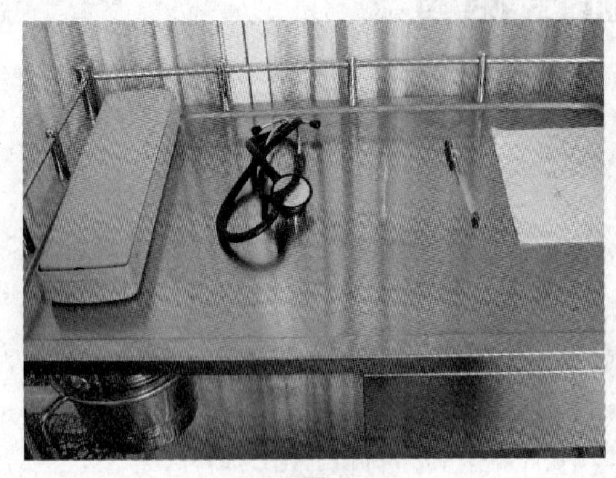

图 8-1

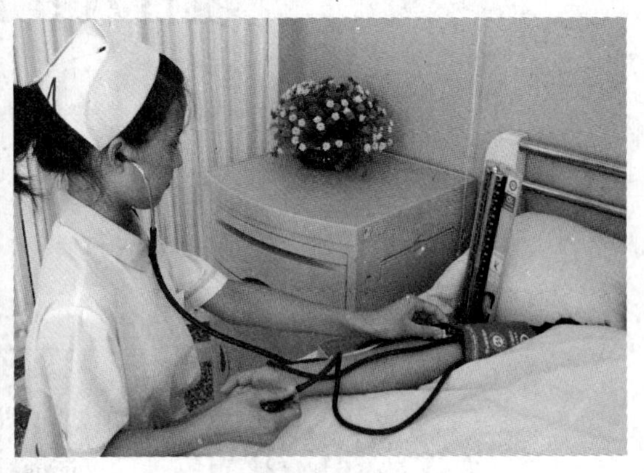

图 8-2

操作步骤

评估患者：核对患者、了解病情（询问有无高血压史，最近30 min内有无剧烈活动或情绪波动）

↓

操作者准备：洗手，戴帽子、口罩

↓

用物准备（见图8-1）：用物：血压计、听诊器、记录本及笔；检查血压计（玻璃管无破损、刻度清晰；打开水银槽开关，水银柱的弯月面对准“0”刻度；充气检查，充气球、橡胶管、袖带连接完好无漏气；放气时检查水银柱上端通气小孔无阻塞；血压计在有效期内可以使用）

↓

测量血压（见图8-2）：携用物至床旁，按正确方法测量血压

↓

整理用物，核对记录

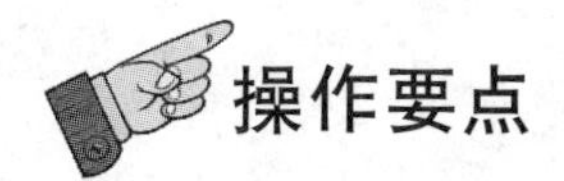

操作要点

操作者准备

携用物至床旁，核对患者，解释操作目的、方法及注意事项

↓

选择体位

选择舒适体位（坐位或仰卧位）→ 协助患者卷袖露臂，并触摸肱动脉搏动点

↓

合理放置血压计和正确缠袖带

坐位时肱动脉平第四肋软骨水平，仰卧位时平腋中线 → 打开水银槽开关，驱尽袖带内空气 → 将袖带平整无折地缠于上臂中部，袖带下缘距肘窝上2～3 cm，松紧以能放入一指为宜，袖袋中部应对准肘窝

↓

测量

戴好听诊器，一手将听诊器的胸件贴于肱动脉的搏动最明显处，另一手关闭充气球开关，充气至搏动音消失时，再升高20～30 mmHg，缓慢放开气门，使汞柱以4 mmHg/s的速度缓慢下降 → 注意水银柱下降所至的刻度及肱动脉搏动的声音。听诊器听到第一声搏动为收缩压；搏动音突然变弱或消失为舒张压

↓

核对

核对并向患者解释测量结果，协助患者卧于舒适体位

↓

整理血压计、听诊器

排尽袖带内余气，整理袖带放入血压计盒内 → 血压计盒盖右倾45°，使汞液流回槽内，关闭汞槽开关，闭合血压计

↓

核对并记录测量数值

理论点拨

操作目的

体格检查、了解病情、监测血压。

特殊情况处理

1.有疑问需重测血压时，应先驱尽袖带内余气，使汞柱降至“0”点，等待患者手臂血流恢复正常半分钟以上，再测第二遍。

2.偏瘫患者，乳腺癌根治术后患者，应注意用健侧手臂测量，因患侧血液循环障碍，不能反映患者机体的真实情况。

3.危重患者及需反复观察血压变化的患者，应做到四定，即定时间、定体位、定部位、定血压计。

注意事项

1.为消除运动、情绪因素对血压的干扰，测量血压前须让患者休息10 min，运动后须休息30 min，保持心情平静。

2.血压计要定期检查和校正，以确保准确性。

3.测量时要注意患者肱动脉与心脏处于同一水平，血压计使用时放置应平稳，不可倒置或震荡，充气不可过高过猛。

4.变音与消失音相差>5 mmHg时，两个读数都应记录，记录方法为：收缩压/变音～消失音，如：130/90～40 mmHg。

正确选择使用袖带

1.依患者情况选择适宜袖带，一般成人袖带长24 cm，宽12 cm，小儿袖带宽度为上臂周径的1/3～1/2。过窄的袖带使测得的数值偏高，过宽的袖带使测得的数值偏低。

2.袖带固定后松紧以能放入一指为宜，过松会使测得的血压值偏高，过紧会使测得的血压值偏低。

能力训练

1．测血压时应评估患者哪些内容？

2．测血压前要检查血压计，应检查哪些内容？

3．患者王大爷，右侧偏瘫，测量血压时应注意什么？

拓展训练

1．一个患者跑步到二楼体检室，呼吸急促，这时护士能给患者测血压吗？护士应该怎么做？如果第一次未听清，再次测量应注意什么？

2．王大妈是高血压患者，遵医嘱服用降压药控制血压，为了监测药物效果，需长期监测血压，出院时护士应嘱咐患者测血压应注意什么？

临床新技术、新方法

1．电子血压计，袖带内有一换能器，有自动采样电脑控制数字运算、自动放气程序。数秒钟内可得到收缩压、舒张压、脉搏数值（见图8-3）。其优点是清晰直观，使用方便，排除了听觉不灵敏、噪声干扰等造成的误差，但准确性较差，需要定期校验。

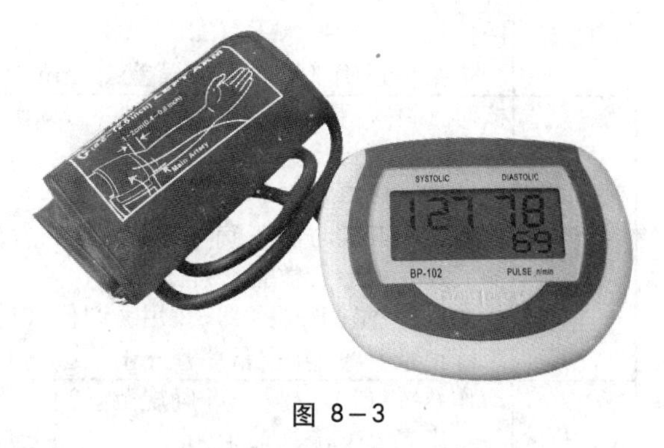

图 8-3

2．测量方法：

（1）接通电源，接上充气插头。

（2）把换能器“◎”放于肱动脉搏动处，扣好袖带。

（3）按键充气片刻后发出蜂鸣声，显示屏显示收缩压和舒张压的读数。

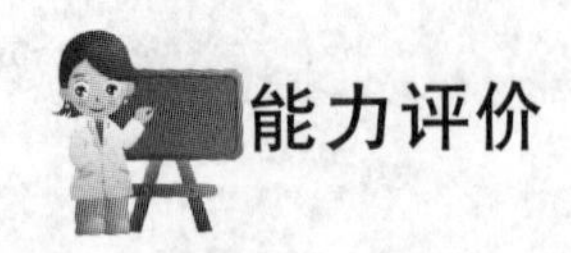

能力评价

血压测量操作评分标准

班级__________ 姓名__________ 学号__________ 成绩__________

<table>
<tr><th colspan="2">项目</th><th>评价要点
（括号内的数字为各分项所占的分值）</th><th>分数</th><th>学生自评</th><th>小组评价</th><th>教师评价</th></tr>
<tr><td rowspan="11">操作前20分</td><td>仪表4分</td><td>仪表（2）、举止（2）符合职业要求</td><td>4</td><td></td><td></td><td></td></tr>
<tr><td rowspan="3">评估9分</td><td>核对患者（2）并解释（1）</td><td>3</td><td></td><td></td><td></td></tr>
<tr><td>了解病情，有无高血压（2）</td><td>2</td><td></td><td></td><td></td></tr>
<tr><td>有无剧烈活动（2）；是否紧张激动（2）</td><td>4</td><td></td><td></td><td></td></tr>
<tr><td>环境2分</td><td>环境安排合理，安静明亮</td><td>2</td><td></td><td></td><td></td></tr>
<tr><td rowspan="3">用物5分</td><td>备齐物品（缺一件扣0.5分）</td><td>1</td><td></td><td></td><td></td></tr>
<tr><td>检查血压计，玻璃管有无破损（1）；检查水银是否在“0”点（1）</td><td>2</td><td></td><td></td><td></td></tr>
<tr><td>袖带、橡胶管和输气球有无漏气（2）</td><td>2</td><td></td><td></td><td></td></tr>
<tr><td colspan="2" rowspan="14">操作中50分</td><td>携用物至床旁，放置合理（2）</td><td>2</td><td></td><td></td><td></td></tr>
<tr><td>核对及恰当的沟通交流（3）</td><td>3</td><td></td><td></td><td></td></tr>
<tr><td>患者体位正确（2）舒适（2）（坐位或仰卧位）</td><td>4</td><td></td><td></td><td></td></tr>
<tr><td>协助患者卷袖露臂（2），并触摸肱动脉搏动点（2）</td><td>4</td><td></td><td></td><td></td></tr>
<tr><td>血压计放置合理、平稳（2），与心脏水平（2）</td><td>4</td><td></td><td></td><td></td></tr>
<tr><td>打开水银槽开关（2）驱尽余气（2）</td><td>4</td><td></td><td></td><td></td></tr>
<tr><td>检查汞柱在“0”刻度（2）</td><td>2</td><td></td><td></td><td></td></tr>
<tr><td>缠袖带位置正确（2），松紧适宜（2），平整（2），橡胶管无扭曲（2）</td><td>8</td><td></td><td></td><td></td></tr>
<tr><td>听诊器的胸件放置正确</td><td>4</td><td></td><td></td><td></td></tr>
<tr><td>充气速度平稳（2）</td><td>2</td><td></td><td></td><td></td></tr>
<tr><td>水银柱达到要求刻度（3）</td><td>3</td><td></td><td></td><td></td></tr>
<tr><td>放气速度平稳（3）</td><td>3</td><td></td><td></td><td></td></tr>
<tr><td>保持视线与刻度水平（2）</td><td>2</td><td></td><td></td><td></td></tr>
<tr><td>测量结果正确（一次听清误差<5 mmHg）</td><td>5</td><td></td><td></td><td></td></tr>
<tr><td colspan="2" rowspan="7">操作后15分</td><td>核对（2），帮助患者整理衣袖并告知测量结果（2）</td><td>4</td><td></td><td></td><td></td></tr>
<tr><td>整理好血压计，排尽余气（1）</td><td>1</td><td></td><td></td><td></td></tr>
<tr><td>卷袖带正确（2）</td><td>2</td><td></td><td></td><td></td></tr>
<tr><td>关水银槽开关方法正确（2）</td><td>2</td><td></td><td></td><td></td></tr>
<tr><td>输气球、橡胶管放置合理（2）</td><td>2</td><td></td><td></td><td></td></tr>
<tr><td>将血压计放置合理（1），用物归位（1）</td><td>2</td><td></td><td></td><td></td></tr>
<tr><td>正确记录（收缩压/舒张压 mmHg）</td><td>2</td><td></td><td></td><td></td></tr>
<tr><td colspan="2" rowspan="3">评价15分</td><td>动作熟练（1），操作准确规范（2）</td><td>2</td><td></td><td></td><td></td></tr>
<tr><td>关心患者，交流沟通恰当</td><td>3</td><td></td><td></td><td></td></tr>
<tr><td>二次才听清扣5分，三次才听清扣10分；重测时方法不正确扣10分</td><td>10</td><td></td><td></td><td></td></tr>
<tr><td colspan="3">总分</td><td>100</td><td></td><td></td><td></td></tr>
</table>

备注：连续三次未听清者或者测量不准确者（误差>5 mmHg），操作成绩即为不及格。

项目九：鼻饲法

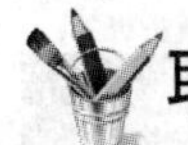

职业岗位能力分析

职业操作能力

1．观察能力
观察患者的病情、意识，鼻腔状况，治疗情况，心理状态及合作程度

2．动手能力
掌握插胃管手法、检查是否在胃内的方法、灌注鼻饲液方法、胃管固定方法

3．独立获取新知识、新技术能力
掌握一次性胃管使用方法

4．计划能力
做好计划和准备以确保物品齐全，物品放置合理，操作中保证物品无菌

5．分析能力
面对以下各种患者，能分析操作中的异同点：（1）昏迷患者；（2）长期鼻饲患者；（3）慢性消耗性疾病患者

6．应变能力
遇到以下各状况，能随机应对：（1）插管中患者出现恶心、呕吐；（2）插入不畅时；（3）患者出现咳嗽、呼吸困难、脸色发绀时

7．创新思维能力
（1）善于观察、思考；（2）在操作中进行总结，探寻更适合临床的鼻饲操作技巧

职业学习能力

1．掌握鼻饲法操作目的，具有消化系统解剖学知识
2．熟悉鼻饲法适应症及禁忌症
3．熟悉鼻饲法操作步骤及要领，减少患者不适
4．操作方法正确，患者获得基本的营养及必需的药物
5．能对操作中出现的情况做出正确判断和护理
6．了解记录方法
7．操作中关心爱护患者，体现人性化护理
8．具备有效沟通能力、合作能力
9．具有独立应对突发事件能力
10．严谨、一丝不苟，保证患者安全

案例：3床，张女士，女，53岁，因口腔疾患不能经口腔进食，需鼻饲饮食；患者意识清醒护士如何操作？

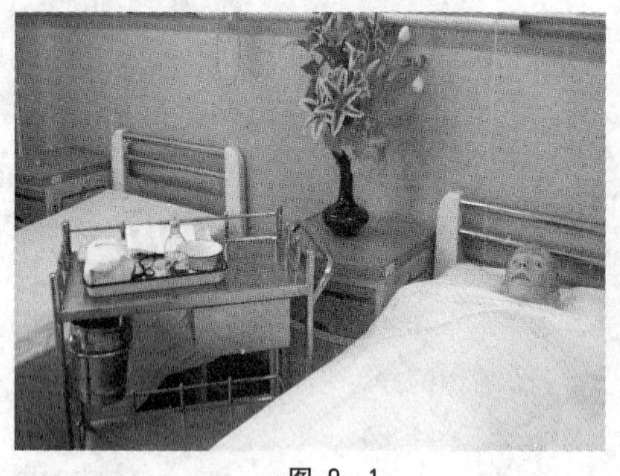

图 9-1

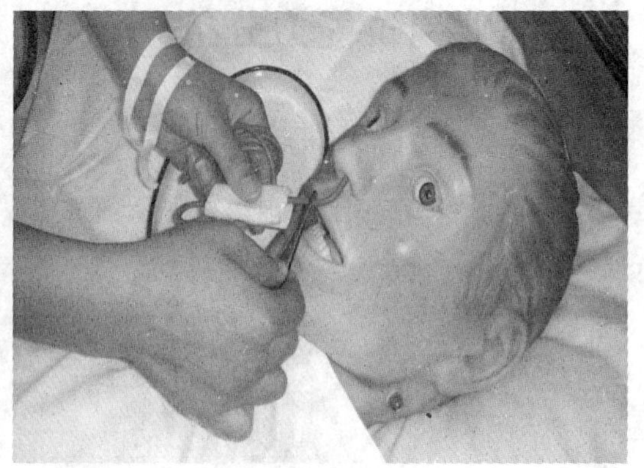

图 9-2

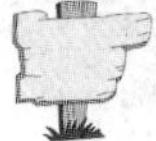

操作步骤

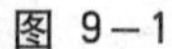

评估患者 —— 向患者解释操作意义及配合方法 → 观察患者鼻腔状况（有无鼻中隔偏曲、鼻腔阻塞等）→ 注意患者的心理反应、合作程度

↓

操作者准备 —— 剪指甲、洗手，戴帽子、口罩

↓

用物准备（见图9-1）—— 鼻饲包：治疗碗、压舌板、胃管、30~50 ml注射器、纱布 → 治疗盘内：液体石蜡、棉签、胶布、夹子、别针、弯盘、听诊器、温开水、流质饮食200 ml 38 ℃~40 ℃

↓

环境准备 —— 安静、整洁

↓

协助患者取体位 —— 坐位或仰卧位

↓

插胃管 —— 测量、润滑胃管前端插管，检查胃管在胃内

↓

注食 —— 温开水→流质饮食→温开水

↓

反折保留胃管 —— 胃管开口反折，用纱布包好、夹子夹好，为患者整理好床单位

记录、整理

- 记录鼻饲入量、整理用物
- ↓
- 清洗盛鼻饲液容器，放好备用，每日消毒一次

↓

拔管

- 用于患者停止鼻饲或长期鼻饲需要更换胃管时

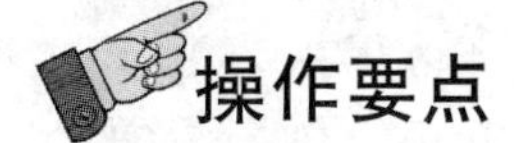

操作要点

协助患者取体位

- 清醒患者：坐位；昏迷患者：仰卧位
- ↓
- 将治疗巾铺于患者颌下，清洁鼻腔

↓

测量润滑胃管

- 测量：鼻尖至耳垂再至剑突，或发际至剑突（约45～55cm）

↓

润滑

- 用石蜡油润滑胃管前段

↓

插胃管（见图9-2）

- 左手持石蜡、油纱布垫住胃管，右手持镊夹住胃管前端，沿着一侧鼻孔缓缓插入至咽喉部时（14～16 cm处）嘱患者做吞咽动作，顺势将胃管送下，插入深度45～55 cm处

↓

确定胃管入胃

- 能抽出胃液
- ↓
- 能听到气过水声
- ↓
- 无气体逸出（如有大量气体逸出，表明误入气管）

↓

固定胃管

- 用胶布固定胃管于鼻翼、面颊部

↓

注食

- 先回抽，见有胃液即可注入少量温开水10～20 ml
- ↓
- 缓慢注入流食或药液，200～300 ml/次为宜
- ↓
- 最后注入温开水10～20 ml冲洗胃管（避免鼻饲液积存在管腔中变质，造成胃肠炎或堵塞管腔）

↓

结束注食

- 处理管端：将胃管开口端反折，用纱布包好，夹子加紧，用别针固定在患者枕旁，记录：插管时间、鼻饲种类及量
- ↓
- 将治疗巾铺于患者颌下，清洁鼻腔

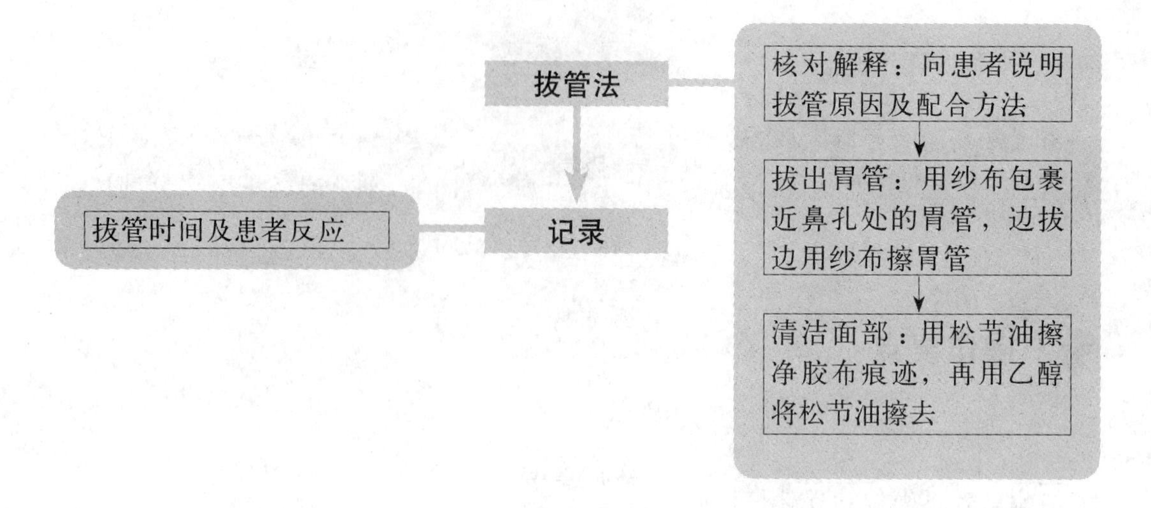

理论点拨

操作目的

用于不能由口进食（昏迷、口腔疾患、某些手术或肿瘤、食管狭窄、食管气管瘘）或拒绝进食（早产儿、病情危重婴幼儿）的补充营养。

特殊情况处理

1.插胃管前，应进行有效的护患沟通，解释鼻饲的目的及配合方法，以争取患者的理解与合作。

2.如患者出现恶心，应暂停，嘱患者深呼吸或做吞咽动作；出现呛咳、呼吸困难、发绀立即拔管；如插入不畅，应检查胃管是否盘入口中。

3.操作动作应轻稳，以防损伤鼻腔及食道黏膜。

4.鼻饲者须用药物时，应将药片研碎，溶解后再灌入。

5.每次鼻饲量成人以200~300 ml为宜，间隔不少于2 h为宜。

昏迷病人插管

1.因吞咽及咳嗽反射消失不能合作，应让患者去枕平卧、头向后仰。

2.当胃管插入15 cm（会厌部）时，左手托起患者头部，使下颌靠近胸骨柄，以增大咽喉部通道的弧度，徐徐插入预定长度。

拓展训练

张先生，46岁，因颅脑外伤致昏迷，需长期鼻饲饮食。

1.护士进行鼻饲操作，当胃管插至15 cm时，应该如何操作？

2.每次经胃管注入的流质食物量不应超过多少毫升？

3.如何判断胃管在胃内？

4.插胃管的长度及胃管多长时间更换一次？

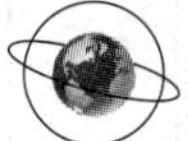

临床新技术、新方法

插鼻饲管是护理工作的基本技能，按护理技术操作规程是将鼻饲管用胶布固定于鼻翼及面颊部，但常发生患者因不适应鼻饲管而拔管，或患者出汗较多致胶布不牢固而使鼻饲管脱出等情况，从而导致鼻饲失败。经临床实践，现总结出一个能牢固固定鼻饲管的方法：

在准备用物时，可事先取一约65 cm长1 cm宽的医用胶布，将胶布的窄面对折后，即制成一长约65 cm、宽0.5 cm的长带，在插管成功后首先用制成的长带在鼻孔处打一死结固定，然后将长带挂耳上绕头一周在面颊部再次打一活结固定。

用这种方法固定鼻饲管可有效减少拔管及鼻饲管脱出的情况，在临床取得满意效果。

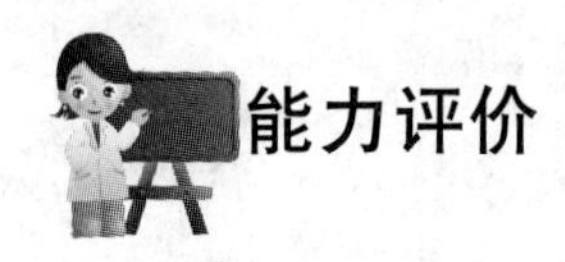

能力评价

操作评分标准

班级＿＿＿＿＿＿ 姓名＿＿＿＿＿＿ 学号＿＿＿＿＿＿ 成绩＿＿＿＿＿＿

项目		评价要点 （括号内的数字为各分项所占的分值）	分数	学生自评	小组评价	教师评价
操作前10分		工作衣帽穿戴整齐，戴口罩（1），洗手（1）	2			
		评估患者：患者病情、意识状态、鼻腔情况，鼻饲原因（未评估扣4分，评估不全一项扣1分）	4			
		备齐用物放置恰当	2			
		环境安静、整洁、安全	2			
操作中72分	插管前准备20分	安置体位（1），铺治疗巾（2）	3			
		检查胃管（2）、准备胶布（2）	4			
		选择并清洁鼻腔	3			
		测量长度：前额发际→剑突（不量长度扣4分，量不准扣2分）	4			
		口述长度：成人为45～55 cm（2），婴幼儿为14～18 cm（2）	4			
		润滑胃管	2			
	插管12分	插胃管：由一侧鼻腔缓缓插入（插管前不告知配合方法扣2分，插管方法不对、插入不畅时未检查、插管过程中患者呛咳仍继续插扣6分）	8			
		手法正确（2）、深度适宜（2）	4			
	观察处理6分	清醒者插管至咽喉部的处理	2			
		昏迷者插管至咽喉部的处理	2			
		出现恶心，呛咳、青紫，遇阻力时的处理	2			
	验证方法12分	证实胃管在胃内：可选用以下一种方法：①抽胃液；②听气过水声；③看有无气泡（未检查胃管是否在胃内扣12分，检查方法不对扣4分）	12			
	鼻饲固定18分	胶布固定胃管于鼻翼、面颊部（不固定扣4分，固定不牢扣2分）	4			
		鼻饲食量（1）、温度（1）、间隔时间适宜（1）	3			
		灌食步骤正确，温开水→鼻饲液→温开水	4			
		灌食速度适宜	1			
		灌食过程注意观察患者反应	2			
		胃管末端反折（2），纱布包好，夹紧（2）	4			
	拔管4分	拔管方法正确	2			
		擦净患者面部	2			
操作后8分		患者床单位整洁	2			
		用物处理恰当	2			
		洗手（2），记录（2）	4			
评价10分		患者无不良反应	2			
		与患者沟通良好，取得合作	2			
		动作熟练、准确、轻稳、安全	2			
		时间<15 min，超过1 min，扣1分，最多扣4分	4			
总分			100			

项目十：乙醇拭浴

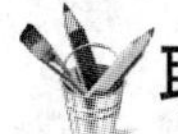

职业岗位能力分析

职业操作能力

1．观察能力
善于观察患者的各种特征和所处状况：（1）病室环境；（2）病情、意识；（3）治疗情况；（4）心理状态及合作程度

2．动手能力
（1）擦拭顺序正确；（2）擦拭手法准确；（3）更换衣服动作娴熟、为患者保暖

3．独立获取新知识、新技术能力
尝试化学制冷袋的使用

4．计划能力
（1）物品准备齐全；（2）物品放置合理；（3）确保操作有序

5．分析能力
（1）分析如何促进散热；（2）防止患者受凉

6．应变能力
拭浴中患者如出现寒战、面色苍白、脉搏和呼吸异常时，知道该怎么办

7．创新思维能力
（1）善于观察、思考；（2）在操作中进行总结，探寻更适合降温的操作技巧

职业学习能力

1．掌握乙醇拭浴操作目的，具备相关生理学及临床医学知识
2．掌握乙醇拭浴的适应症及其禁忌症
3．掌握乙醇拭浴操作方法及要领
4．熟知乙醇浓度及使用
5．能对拭浴中出现的情况作出正确判断和护理
6．掌握拭浴后观察体温时间及记录方法
7．尊重关心爱护患者，在操作中注意对患者隐私的保护，维护患者自尊
8．操作技术要轻稳、熟练，保证治疗安全
9．具备有效沟通能力、合作能力
10．具有独立应对突发事件能力
11．严谨、一丝不苟，保证患者安全

案例：3床，王先生，男，23岁，医疗诊断“肺炎”，给予对症抗炎治疗。T:39.5 ℃、P:120次/min、R:26次/min、BP:120/85 mmHg；护士应如何运用乙醇擦拭为患者物理降温？

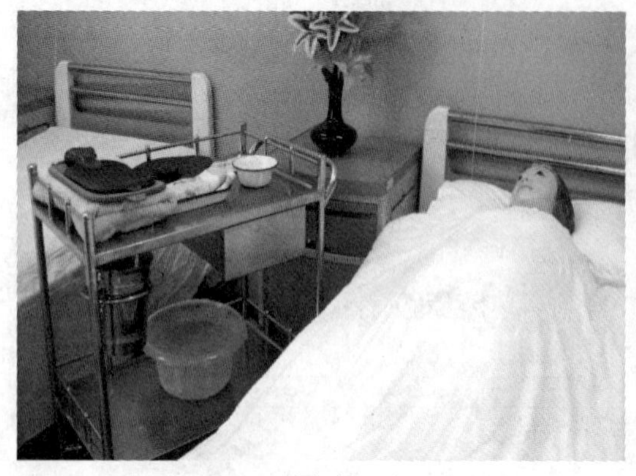

图 10-1

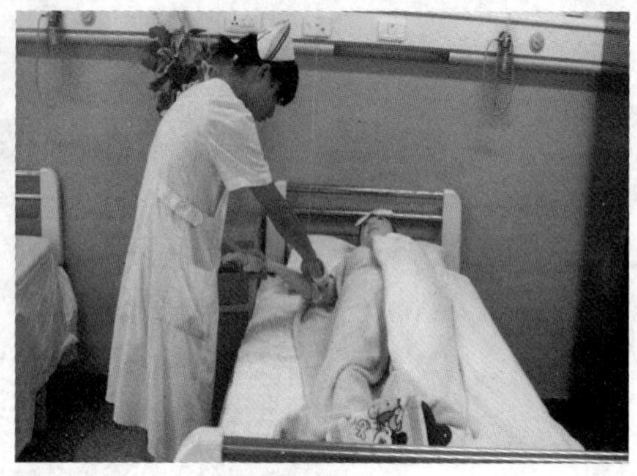

图 10-2

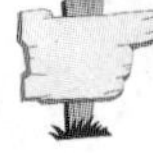

操作步骤

- **评估患者**：患者的病情 → 患者对自身病情的认识 → 患者对拭浴的认识
- **环境准备**：整洁、安静，必要时屏风遮挡
- **操作者准备**：剪指甲，洗手，戴帽子、口罩
- **用物准备**（见图10-1）：治疗盘、治疗碗、毛巾、浴巾 → 冰袋及套，热水袋及套 → 清洁衣裤、便器及屏风
- **药液准备**：25%～35%的乙醇100～200 ml，温度27 ℃～37 ℃
- **拭浴**（见图10-2）：端治疗盘于患者床旁，核对解释 → 了解有无乙醇过敏史，遮挡患者 → 松开盖被，头部放冰袋，足部置热水袋，分别按顺序拍拭上肢、背部、下肢
- **整理**：取下热水袋，使患者处于舒适卧位，再次核对，整理床单位及用物
- **健康教育**：多喝热水，避免着凉，30 min后测体温

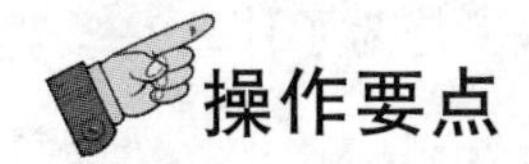

操作要点

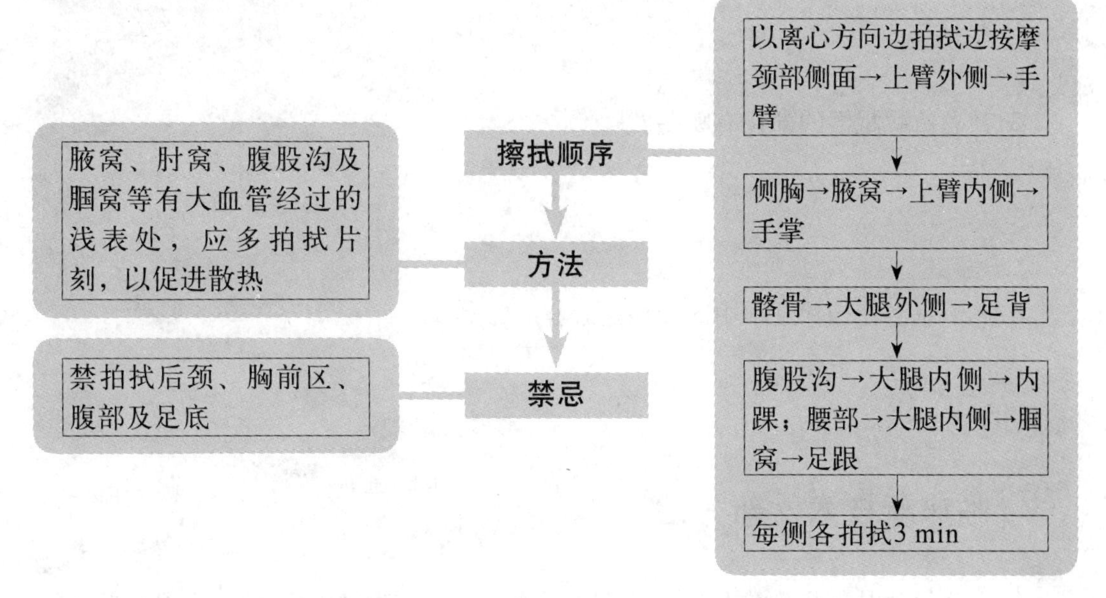

理论点拨

操作目的

为高热患者降体温。

注意事项

1.乙醇拭浴后用浴巾擦干皮肤，操作过程中要注意观察患者的全身情况，如出现面色苍白、寒战、脉搏或呼吸异常时，停止拭浴。

2.拭浴后30 min的体温记录于体温单上，如体温下降至39 ℃以下可撤去冰袋。

能力训练

1.要为一高热患者乙醇拭浴，怎样评估患者？操作过程中应注意什么？

2. 20岁男性患者高热39 ℃，为退热需乙醇拭浴，头部放置冰袋是为了什么？

3.禁忌乙醇拭浴的部位有哪些？

4.乙醇拭浴在擦拭过程中的顺序是怎样的？

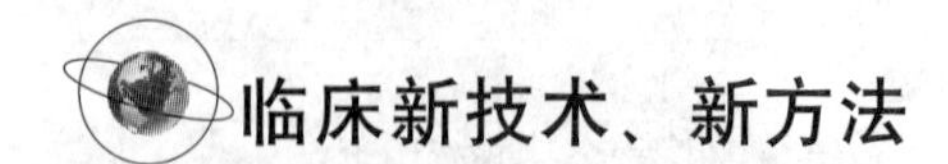

临床新技术、新方法

擦浴降温法是临床上常用的物理降温方法。通过临床观察，护理人员认为擦浴降温的作用虽然不够持久，但在短时间内不失为效果明显的快速降温措施，所以在临床中应用和推广，并在原来操作基础上进行改革和创新。

1.为探讨更有效的擦浴方法，目前临床对酒精擦浴的温度进行观察对比，发现41 ℃～43 ℃酒精擦浴降温效果优于传统的酒精擦浴法。原理是热酒精挥发快，从机体带走的热量多，同时，热酒精可刺激皮肤毛细血管扩张，机体散热增加，产热减少，酒精温度高于皮肤2 ℃～3 ℃，有利于血管扩张，血流增快，皮肤表面温度升高，汗腺分泌增加，毛孔扩大，出汗时带走体内大量的热，因而降温效果更加明显，而且，由于酒精的温度与患者皮肤的温度接近，擦浴时不会因刺激引起不适，也不会因患儿哭闹增加产热。

2.薄荷乙醇浸剂：紫苏乙醇浸剂降温效果大大超过纯乙醇的物理降温效果，作用机理是由于这两种中草药都具有刺激皮肤汗腺分泌，扩张皮肤血管作用，又具有挥发性，挥发时可带走机体内大量热量，所以具有显著的降温效果。

3.冷袋和水囊降温法

化学冰袋可以通过传导作用吸收机体热量，而且铵类化合物因其理化性质具有吸热作用，两者合并使体温调节定点下移，导致体温下降，同时由于化学冰袋重量轻、不易破裂等优点易被患者接受，减轻了护士的工作量。

普通冰块形状固定，不能与体表接触，容易滚动、脱落、不易固定。通过对不同浓度的盐水冰袋降温的实验研究，发现10%的盐水冰袋在室温18 ℃～24 ℃的环境下持续3 h时其温度仍在-5 ℃。低温持续时间长，在融化过程中其形态为霜冰混合，冰袋很松软，能充分与体表接触，易于固定，用于高热患者降温效果优于清水冰块降温。

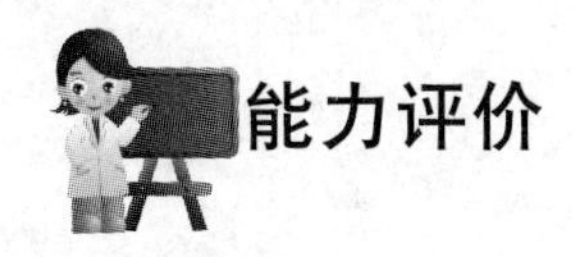

能力评价

乙醇拭浴操作评分标准

班级＿＿＿＿＿姓名＿＿＿＿＿学号＿＿＿＿＿成绩＿＿＿＿＿

项目		评价要点（括号内的数字为各分项所占的分值）	分数	学生自评	小组评价	教师评价
操作前10分		护士着装整齐，仪表端庄（1），洗手（1），戴口罩（1）	3			
		评估患者	2			
		用物准备齐全	2			
		关闭门窗，必要时屏风遮挡	3			
操作中70分	患者准备18分	备冰袋（1），检查有无漏水（2），擦干备用（1）	4			
		备热水袋（1），检查是否漏水（2），擦干备用（1）	4			
		携物品至患者旁（1），核对（2）	3			
		取合适体位（2），暴露冷疗部位（1）	3			
		头部置冰袋（2），足底部置热水袋（2）	4			
	乙醇擦浴52分	协助患者脱去一侧袖子（1），将浴巾铺于肩下（2）	3			
		按正确方法及顺序擦浴，以离心方向边擦边按摩	4			
		自侧颈部沿肩、上臂外侧、前臂外侧擦至手背（每处1分，少一步扣1分）	5			
		自侧胸、腋窝沿上臂内侧、肘窝、前臂内侧擦至手心（每处1分，少一步扣1分）	6			
		自颈部向下擦拭全背部至臀部（每处2分，少一步扣2分）	4			
		松开床尾盖被，协助患者脱去同侧裤子（2），将浴巾铺于腿下（2）	4			
		自髋部沿腿的外侧擦至足背	2			
		自腹股沟沿腿的内侧擦至内踝	2			
		自臀下沟至大腿后侧经腘窝（2）至足跟（2）	4			
		每部位擦拭毕，用大毛巾擦干皮肤	2			
		擦至腋窝、腹股沟、腘窝等血管分布处擦拭时间可长，以促进散热（漏掉一处扣1分）	4			
		同法擦拭患者对侧上下肢，每个肢体擦3～5 min，背部3 min（时间不足相应扣2～4分）	4			
		擦拭结束后，协助患者穿好衣裤（必要时更换）	3			
		撤热水袋（1），协助患者舒适卧位（1），盖好盖被（1）	3			
		体温降到39 ℃以下，取下冰袋	2			
操作后10分		整理用物，整理床单位	2			
		洗手（2），记录（2）	4			
		冷疗半小时后测量体温（2），并记录（2）	4			
评价10分		动作轻巧，操作熟练，不可过多地暴露患者	3			
		沟通合理有效	3			
		时间＜20 min（超过1 min，扣1分）	4			
总分			100			

备注：操作考核80分以上为及格；90～94分为良好；95分以上为优秀。

项目十一：女患者导尿术

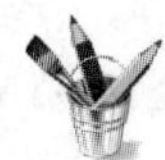

职业岗位能力分析

职业操作能力

1. 观察能力

善于观察患者的状况，如：（1）病室环境；（2）病情、意识；（3）年龄；（4）治疗情况；（5）心理状态及合作程度

2. 动手能力

（1）消毒方法正确；（2）无菌区域完整、不污染；（3）戴手套不污染；（4）润滑尿管方法正确；（5）插管手法正确；（6）插管深度适宜；（7）接取尿培养标本正确；（8）拔管方法正确；（9）医源性垃圾处理正确

3. 独立获取新知识、新技术能力

学会使用一次性导尿包

4. 计划能力

（1）物品准备齐全；（2）物品摆放合理；（3）操作有序

5. 分析能力

遇到以下情况时，善于分析具体对策：（1）为老年女性患者插管；（2）膀胱高度膨胀时

6. 应变能力

遇到以下情况，善于随机应变：（1）导尿管误入阴道时；（2）引流不畅时

7. 创新思维能力

（1）善于观察、思考；（2）在操作中进行总结，探寻更适合导尿的操作技巧

职业学习能力

1. 掌握导尿的目的，具备泌尿系统解剖学知识。
2. 掌握导尿术的操作方法及要领。
3. 具有很强的无菌观念，做到患者泌尿系无损伤、无感染，达到导尿目的，满足护理需要。
4. 能对导尿中出现的情况做出正确判断和护理。
5. 熟知医源性污染物的处理。
6. 操作轻稳、熟练，严格进行无菌操作，保证治疗安全。
7. 尊重关心爱护患者，在操作中注意对患者隐私的保护，维护患者自尊。
8. 具备有效沟通能力、合作能力。
9. 具有独立应对突发事件能力。
10. 严谨、一丝不苟，保证患者安全。

案例：3床，王女士，女，52岁，腰麻下行“阑尾切除术”后4 h，烦躁不安，查体：下腹部膨隆，叩诊浊音，遵医嘱行导尿术，护士如何执行？

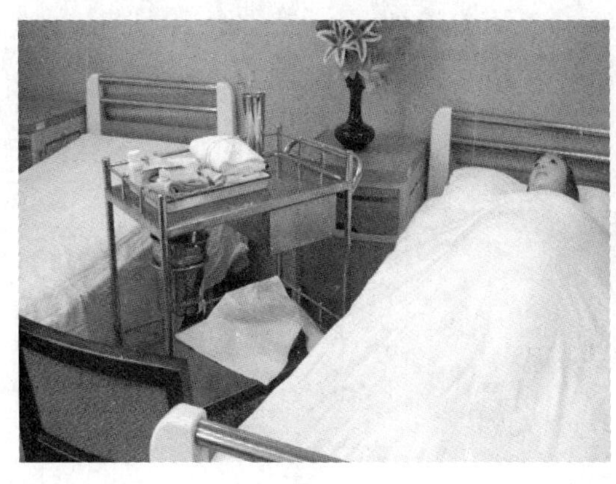

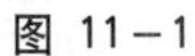
图 11－1

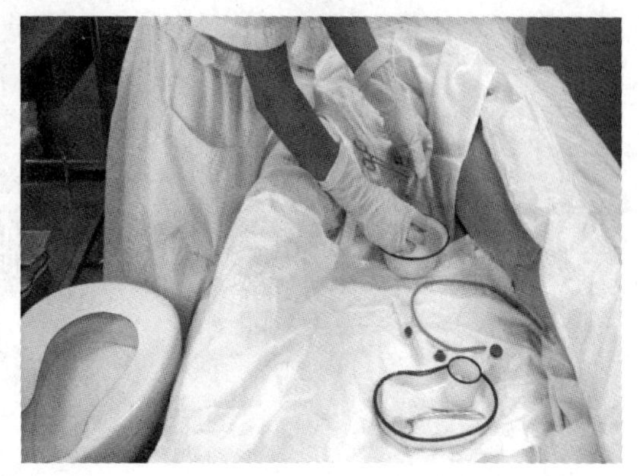

图 11－2

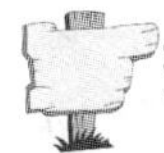

操作步骤

评估患者
- 患者的病情、心理反应、合作程度
- ↓
- 腹部触诊，了解膀胱充盈度：观察会阴部皮肤黏膜情况

↓

环境准备
- 整洁、安静，必要时屏风遮挡

↓

操作者准备
- 剪指甲，洗手，戴帽子、口罩

↓

用物准备（见图11－1）
- 无菌导尿包、无菌持物钳、无菌手套、0.1%苯扎溴铵溶液或碘伏棉球若干、治疗碗、消毒手套1只或指套2只、弯盘、小橡胶单、无菌导尿管2根，治疗巾（或一次性尿垫）

↓

解释核对
- 消除紧张心理、以取得合作，维护患者的自尊
- ↓
- 保持外阴部清洁，减少尿路逆行感染的机会
- ↓
- 屈膝仰卧，脱掉对侧裤腿，盖在近侧腿部

↓

初次消毒外阴
- 消毒顺序：由外向内、每只棉球限用一次
- ↓
- 消毒毕，脱下手套，移至治疗车下层

再次消毒外阴

擦洗顺序由内向外，每只棉球只限用一次，尿道口加强消毒一次

↓

导尿（见图11－2）

嘱患者深呼吸，用血管钳夹导尿管轻轻插入4～6 cm，见尿再插入1 cm；引流尿液

↓

拔管、整理

导尿毕，夹管，拔出导尿管、撤下洞巾，擦洗会阴，脱手套，撤出橡胶单，整理好床单位和协助患者取舒适卧位

↓

询问患者感受，感谢患者合作

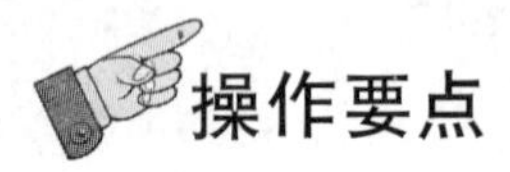

操作要点

核对解释

核对床号、姓名，解释导尿目的，屏风遮挡

↓

清洗外阴，安置体位

能自理者嘱患者清洗外阴，重症者协助清洗，取屈膝仰卧位

↓

初次消毒外阴

左手戴手套或指套，右手持0.1%苯扎溴铵溶液棉球或碘伏棉球，依次消毒：阴阜、远侧大阴唇、近侧大阴唇、远侧小阴唇、近侧小阴唇、尿道口、尿道口拉至肛门

↓

开包，倒液（戴无菌手套）

倾倒溶液防止滴入无菌区，戴无菌手套防止污染，铺洞巾，石蜡油润滑尿管前端

↓

再次消毒外阴

左手分开并固定小阴唇，右手用血管钳夹住0.1%苯扎溴铵溶液棉球或碘伏棉球，消毒尿道口、远侧小阴唇、近侧小阴唇、尿道口，左手仍固定小阴唇

↓

插导尿管

转移患者注意力，放松括约肌，插管深度按女性解剖特点，插入4～6 cm，见尿后再插1 cm，导尿管末端置弯盘内，防止尿液外溢

↓

引流尿液、拔管整理

整理用物

理论点拨

操作目的

1.为尿潴留患者放出尿液，减轻痛苦。

2.协助临床诊断。

3.测量膀胱容量、压力、残余尿液等。

特殊情况处理

1.操作过程必须严格，执行无菌操作，预防尿路感染。

2.耐心讲解、保护患者自尊，操作环境要遮挡。

3.选择光滑、粗细适宜的导尿管，操作动作轻柔，避免损伤尿道黏膜。

4.为女患者导尿时，若导尿管误入阴道应立即拔出，更换导尿管。

5.对膀胱高度膨胀且极度虚弱的患者，第一次放尿不超过1000 ml，以免造成血尿、虚脱。

能力训练

1.第一次和第二次外阴部消毒的具体方法是怎样的，有何不同？

2.导尿管留置法的护理要点有哪些？

3.为女患者导尿时的注意事项是什么？

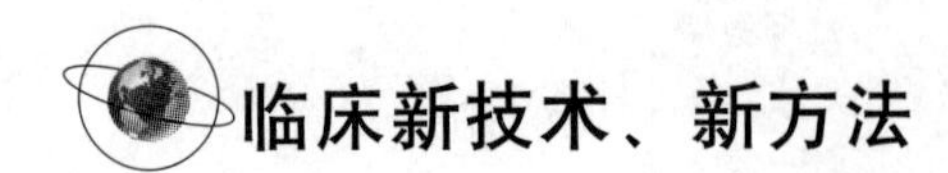

临床新技术、新方法

导尿术是临床上普遍使用的护理技术之一，属有创操作项目，而伴随性尿路感染则是一种常见的留置导尿并发症，所以，如何预防医院泌尿系感染已引起众多学者和临床工作者的关注，并取得了新的进展。

1.有关无菌操作及逆行感染的研究进展

（1）无菌操作是预防感染的前提，在进行导尿操作时，戴好无菌手套的手要保持无菌状态，可将无菌纱布八字分开，保护好左手的拇指和食指，使之不接触消毒后的皮肤，见尿后应放弃纱布，必须用戴手套的左手固定尿管，确保见尿后再插入尿管处于无菌状态。

（2）为确保无菌操作，把导尿管与集尿袋连接先后顺序上加以改动，先连接气囊导尿管与集尿袋，然后再按以往的顺序进行导尿，既科学合理，又符合无菌操作。

（3）在注意密切保持集尿系统密闭的情况下，导尿管外面与尿道黏膜之间潜在腔隙就成为逆行感染的重要途径。有70%～80%的女性菌尿症和20%～30%的男性菌尿症来源于这一途径。因此，做好尿道口周围每日两次的碘伏消毒，对减少泌尿系感染的发生至关重要。用碘伏棉球消毒后，再用济安舒能喷洒尿道口，形成一层保护膜，能有效防止逆行感染。

2.有关插管时润滑剂、消毒剂的研究进展

（1）采用1%的碘伏润滑导尿管前端，能有效预防泌尿系感染。碘伏能保持较长时间的杀菌作用，对人体无毒害，无刺激。

（2）采用抗菌止痛润滑剂与石蜡油润滑剂涂擦导尿管进行比较，结果显示抗菌止痛润滑剂不但能减轻患者导尿术中疼痛，而且能降低术后尿路感染。

（3）尿管外涂上水杨酸可抑制95%以上革兰阴性杆菌阻止细菌和酵母菌黏附到导管上，达到预防泌尿系感染的目的。

3.有关留置尿管时间与尿路感染关系的研究进展

导尿管留置时间与伴随性尿路感染的发生率有着较为密切的关系。预防尿路感染的最好办法是，严格掌握导尿指征，尽量不插管，插管时应最大限度地缩短留置导尿时间。

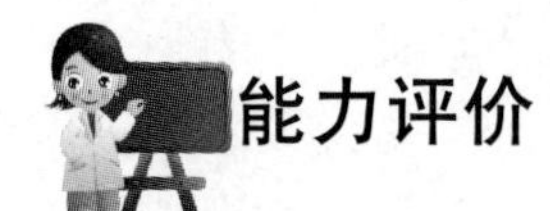

能力评价

操作评分标准

班级__________ 姓名__________ 学号__________ 成绩__________

项目		评价要点（括号内的数字为各分项所占的分值）	分数	学生自评	小组评价	教师评价
操作前10分		仪表端庄，衣帽整齐，指甲修整洁	2			
		评估患者	2			
		向患者解释操作目的	2			
		用物准备齐全，关闭门窗，屏风遮挡	4			
操作中68分	导尿46分	助患者清洗外阴	2			
		安置屈膝仰卧位	2			
		脱对侧裤腿盖在近侧腿上（2），盖被包住对侧腿，露出外阴（2）	4			
		铺橡胶单（2）、中单（2）（或一次性垫布）	4			
		打开外阴消毒包，用物摆放有序	2			
		第一次消毒顺序正确	4			
		持钳手法正确	2			
		第一次消毒后用物放于治疗车下层	2			
		脱手套	2			
		打无菌导尿包置于两腿之间	2			
		倒消毒液于小药杯内	2			
		戴无菌手套方法正确无污染	4			
		铺洞巾方法正确无污染	3			
		再次消毒范围（2）、顺序正确无污染（2）	4			
		用另一把血管钳持导尿管对准尿道口轻轻插入4~6 cm	3			
		手法正确	2			
		见尿插入1 cm	2			
	引流11分	左手固定导尿管，将尿液引入治疗碗内（3）	3			
		如需做尿培养，用无菌标本瓶接取尿液5ml（2）；盖好瓶盖，防止标本污染（2）	4			
		治疗碗内尿液盛满后，夹住导尿管末端，口向上放在无菌区内，将尿液倒入便盆内	4			
	拔管11分	导尿完毕，拔出导尿管放于弯盘内	2			
		撤下孔巾，擦净外阴，如做尿培养将尿标本瓶放治疗车上	3			
		脱去手套，撤导尿包、治疗巾和橡胶单于治疗车下层(3)；协助患者穿裤（3）	6			
操作后12分		核对患者	3			
		帮助患者采取舒适体位	3			
		整理用物	2			
		记录导尿时间、引流量、尿液性状和患者反应(每项1分)	4			
评价10分		泌尿系无损伤，无感染，达到导尿目的，满足患者的身心需要	2			
		护患沟通有效，患者积极配合	2			
		方法正确、无污染、动作轻稳、熟练	2			
		时间<10 min（超过1 min，扣1分）	4			
总分			100			

备注：操作考核80分以上为及格；90～94分为良好；95分以上为优秀；若出现严重污染或发现污染仍继续使用为不及格。

项目十二：男患者导尿术

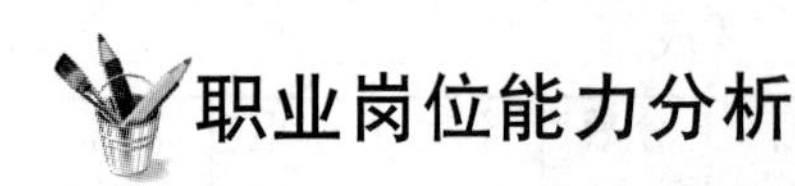

职业岗位能力分析

职业操作能力

1. 观察能力

(1) 观察操作环境是否保护患者隐私，是否准备屏风；(2) 观察患者的病情、年龄、认知能力、心理状态，目前有无其他治疗

2. 动手能力

熟练掌握以下技能：(1) 尿道口消毒手法；(2) 六项无菌操作的方法；(3) 插管、拔管手法；(4) 固定、连接尿袋的手法；(5) 留置导尿术的尿袋处理

3. 计划能力

(1) 物品准备齐全；(2) 放置合理；(3) 用物处理方法正确；(4) 操作节时省力

4. 分析能力

分析并了解以下各项；(1) 男性尿道的解剖特点；(2) 男性患者对导尿时的心理状态；(3) 留置导尿术防止尿路感染的方法；(4) 尿袋的倾倒和记录

5. 应变能力

(1) 面对患者紧张、恐惧、不好意思时知道该怎么办；(2) 患者插管不顺利时知道该怎么办

6. 创新思维能力

尝试探索一次性导尿包的使用方法

职业学习能力

1. 学会男性泌尿系统解剖学知识。
2. 掌握导尿术的操作要领，学会正确实施男患者导尿术操作。
3. 掌握留置导尿的目的及操作步骤。
4. 掌握留置导尿术操作方法及注意事项。
5. 掌握无菌操作原则并运用到导尿操作中。
6. 掌握医疗垃圾的分类处理方法。
7. 操作中语言温和恰当，态度和蔼可亲使其能够积极配合导尿操作；在操作中注意保护患者的隐私，维护患者自尊。
8. 在操作技术要轻稳、熟练，严格进行无菌操作，保证治疗安全。
9. 在操作中，灵活运用语言与非语言沟通技巧，同时注意观察和倾听患者，有效应对导尿中的突发事件，达到导尿目的。

案例：3床，王先生，男，72岁，因前列腺增生排尿困难、腹痛、尿潴留，遵医嘱行留置导尿术，护士应如何执行？

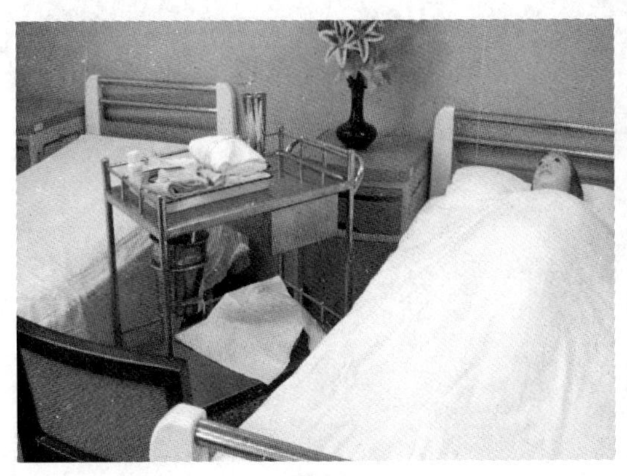

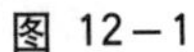
图 12－1

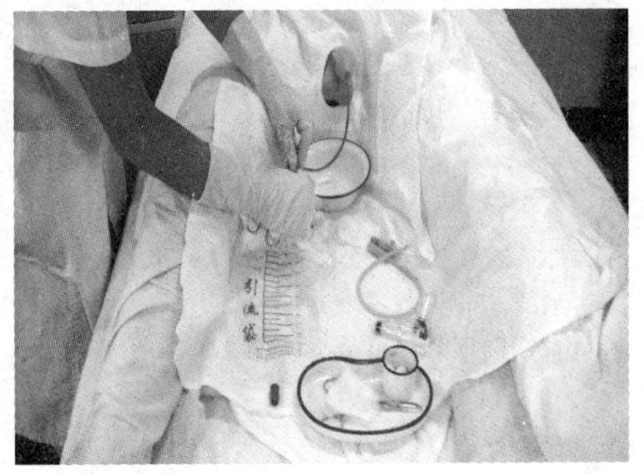

图 12－2

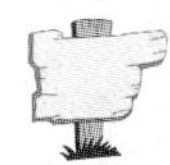

操作步骤

- **评估患者**：患者的病情、心理反应、合作程度 → 腹部触诊，了解膀胱充盈度
- **环境准备**：整洁、安静，必要时屏风遮挡
- **操作者准备**：剪指甲，洗手，戴帽子、口罩
- **用物准备（见图12－1）**：无菌导尿包、无菌持物钳、无菌手套，碘伏棉球若干、治疗碗、消毒手套或指套、弯盘、小橡胶单、无菌留置导尿管2根，一次性垫布
- **解释核对**：消除紧张心理、取得合作，维护患者的隐私，减少暴露 → 铺一次性垫布，屈膝仰卧，脱掉对侧裤腿，盖在近侧腿部
- **初步消毒**：消毒顺序：由外向内、每只棉球限用一次，消毒毕，脱下手套，物品移至车下层
- **再次消毒**：擦洗顺序由内向外，每只棉球只限用一次，尿道口加强消毒一次

导尿（见图12-2）

嘱患者深呼吸，用血管钳夹导尿管轻轻插入20～22 cm，普通导尿管见尿再插入2 cm；带气囊导尿管见尿再插入5～7 cm，引流尿液

固定

往气囊内注入5 ml生理盐水，提拉导尿管检查是否固定；接无菌尿袋，并固定于床旁

拔管、整理

导尿毕，先回抽5 ml生理盐水，拔管，整理好床单位并协助患者取舒适卧位。询问患者感受，感谢患者合作

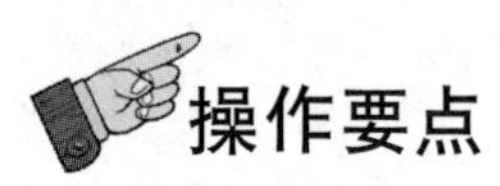

操作要点

核对解释

核对床号、姓名，解释导尿目的，屏风遮挡

清洗外阴，安置体位

能自理者嘱患者清洗外阴，重症者协助清洗，取屈膝仰卧位

初次消毒外阴

左手戴手套或指套，右手持碘伏棉球，依次消毒，阴囊、阴茎、尿道口、龟头、冠状沟，每次1只消毒棉球

开包，倒液（戴无菌手套）

倾倒溶液防止滴入无菌区，戴无菌手套防止污染，铺洞巾，石蜡油润滑尿管前端

再次消毒外阴

无菌纱布包裹阴茎，使阴茎与腹壁呈60°角将包皮向后推，暴露出尿道口加强消毒尿道口一次

插导尿管

转移患者注意力，放松括约肌，插管深度按男生解剖特点，插入20～22 cm，普通导尿管见尿再插入2 cm；带气囊导尿管见尿再插入5～7 cm，引流尿液

固定、引流尿液、拔管整理

整理用物，按医疗垃圾分类处理

理论点拨

操作目的

1.为尿潴留患者放出尿液，减轻痛苦。

2.协助临床诊断。

3.测量膀胱容量、压力、残余尿液等。

特殊情况处理

1.操作过程必须严格，执行无菌操作，预防尿路感染。

2.耐心讲解、保护患者自尊，操作环境要遮挡。

3.选择光滑、粗细适宜的导尿管，操作动作轻柔，避免损伤尿道黏膜。

4.对膀胱高度膨胀且极度虚弱的患者，第一次放尿不超过1000 ml，以免造成血尿、虚脱。

拓展训练

给一位尿潴留的男性老年患者进行导尿时，应该怎么做？（请使用一次性导尿包完成操作）

1.第一次和第二次消毒的具体方法是怎样的？为什么这样做？

2.根据男性尿道解剖结构的特点如何正确插管？

3.导尿管留置法的注意事项有哪些？

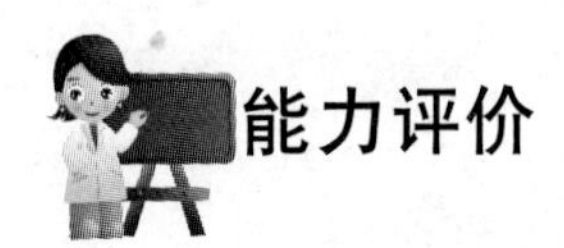

能力评价

操作评分标准

班级＿＿＿＿＿＿姓名＿＿＿＿＿＿学号＿＿＿＿＿＿成绩＿＿＿＿＿＿

项目		评价要点 （括号内的数字为各分项所占的分值）	分数	学生自评	小组评价	教师评价
操作前10分		仪表端庄、衣帽整齐、指甲修整洁（2），评估患者（2），向患者解释操作目的（2），用物准备齐全（2），关闭门窗、屏风遮挡（2）	10			
操作中70分	导尿48分	助患者清洗外阴（2），安置屈膝仰卧位（2）	4			
		脱对侧裤腿盖在近侧腿上（2），盖被包住对侧腿，露出外阴（2）	4			
		铺橡胶单（2）、中单（2）（或一次性垫布）	4			
		打开外阴消毒包，用物摆放有序	2			
		第一次消毒顺序正确	4			
		持钳手法正确	2			
		第一次消毒后用物放于治疗车下层	2			
		脱手套	2			
		打开无菌导尿包置于两腿之间	2			
		倒消毒液于小药杯内	2			
		戴无菌手套方法正确无污染	4			
		铺洞巾方法正确无污染	3			
		再次消毒范围（2）、顺序正确无污染（2）	4			
		用另一把血管钳持导尿管插入尿道口内。当插入近耻骨前弯时，左手将阴茎提起，使之与腹部呈60°角，将尿管轻轻插入尿道20～22 cm	3			
		手法正确（2）	2			
		见尿插入2 cm（或5～7 cm）（2）	2			
		如需作尿培养，用无菌标本瓶接取尿液，盖好瓶盖	2			
	固定13分	见尿液流出，固定尿管	3			
		往气囊内注入5 ml生理盐水	4			
		提拉导尿管检查，是否固定	2			
		接无菌尿袋（2）并固定于床旁（2）	4			
	拔管9分	拔管时先回抽5 ml生理盐水（3），拔管（3）	6			
		分离尿管与尿袋	3			
操作后10分		核对患者	3			
		帮助患者采取舒适体位	3			
		整理用物（2），做好记录（2）	4			
评价10分		泌尿系无损伤，无感染，达到导尿目的，满足患者的身心需要	2			
		护患沟通有效，患者积极配合	2			
		方法正确、无污染，动作轻稳、熟练	2			
		时间<10 min（超过1 min，扣1分）	4			
总分			100			

备注：操作考核80分以上为及格；90～94分为良好；95分以上为优秀；若出现严重污染或发现污染仍继续使用为不及格。

项目十三：大量不保留灌肠法

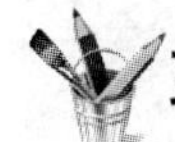

职业岗位能力分析

职业操作能力

1. 观察能力
（1）观察操作环境是否保护患者隐私，是否准备屏风；（2）观察患者的病情、性别、年龄、认知能力、心理状态、目前自理程度

2. 动手能力
熟练掌握如下操作方法：（1）灌肠液的配制方法；（2）润滑肛管的方法；（3）插管、拔管手法；（4）插管时解除便意的方法

3. 计划能力
（1）物品准备齐全；（2）用物放置合理；（3）用物处理方法正确；（4）操作节时省力

4. 分析能力
善于分析如下各项：（1）肛管插入深度；（2）灌肠时的压力；（3）灌肠后的记录方法；（4）灌肠后药液保留的时间；（5）灌肠的体位

5. 应变能力
（1）面对患者紧张、不好意思、灌肠时有便意忍耐不住时能随机应对；（2）灌肠时溶液流入不畅时知道该怎么办

6. 创新思维能力
尝试探索一次性肛管的使用方法

职业学习能力

1. 学会灌肠法相关的解剖学知识
2. 掌握大量不保留灌肠法的操作要领
3. 学会为患者进行大量不保留灌肠法操作
4. 掌握大量不保留灌肠法的目的及操作步骤
5. 熟悉灌肠液的选择及灌肠溶液的配制
6. 掌握医疗垃圾的分类处理方法
7. 操作中语言温和恰当，态度和蔼可亲，使患者能够积极配合灌肠法操作；在操作中注意保护患者的隐私，维护患者自尊
8. 操作技术要轻稳、熟练，保证治疗安全
9. 操作中，灵活运用语言与非语言沟通技巧，同时注意观察和倾听患者，有效应对灌肠中的突发事件，达到灌肠的目的

案例：3床，王洋，男，19岁，医疗诊断“肠息肉”，将给予手术治疗。

医嘱：大量不保留灌肠,护士接到医嘱后应该如何执行?

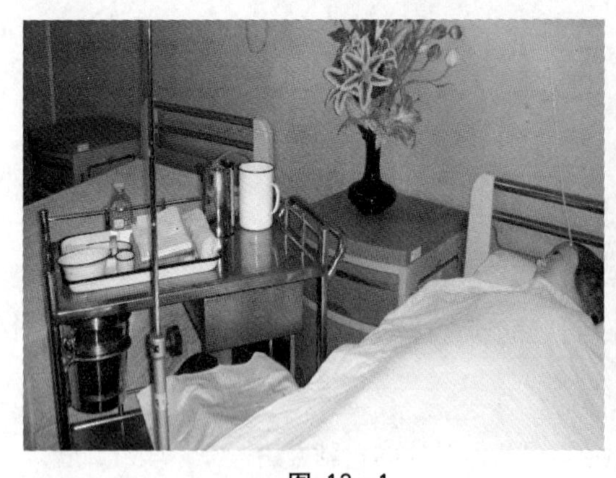

图 13－1

图 13－2

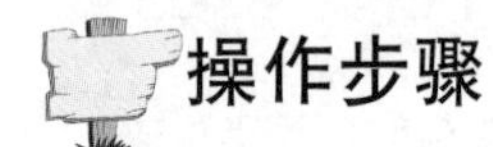

操作步骤

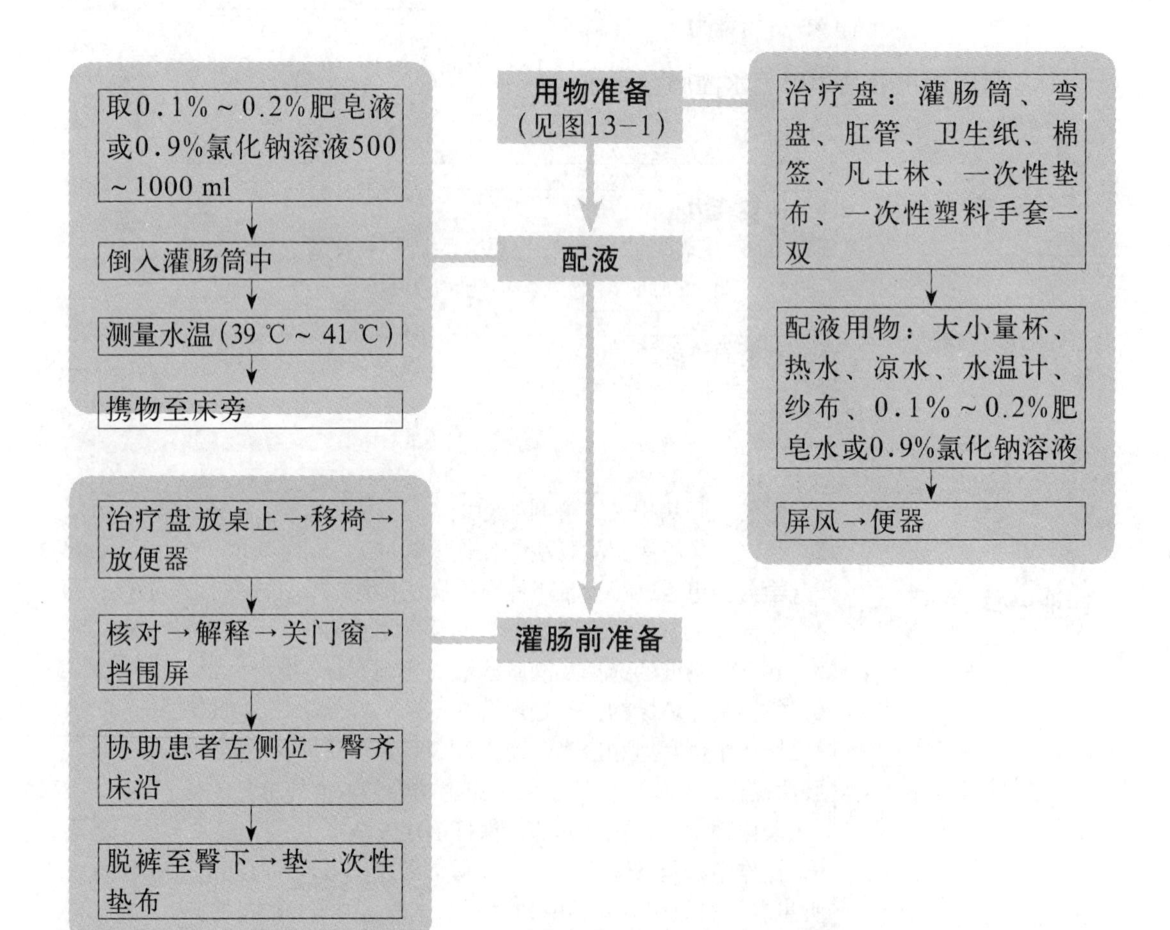

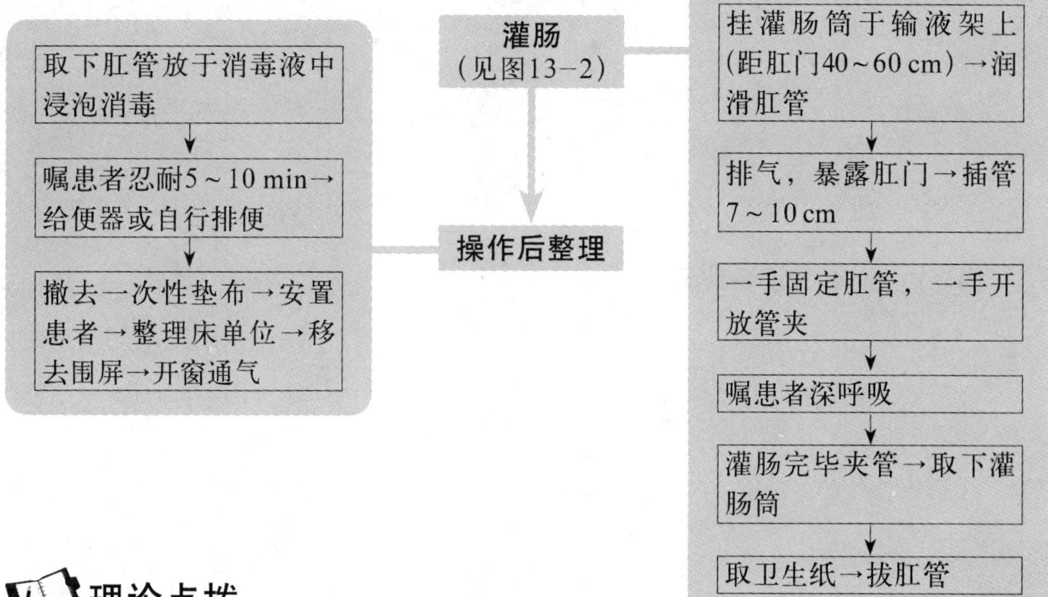

理论点拨

操作目的

1.严格执行查对制度。

2.肝昏迷患者禁用肥皂水灌肠；充血性心力衰竭和水钠潴留的患者禁用生理盐水灌肠；急腹症、消化道出血、妊娠、严重心血管疾病的患者禁忌灌肠。

3.伤寒患者灌肠时筒内液面高度不得高于30 cm，液体量不得超过500 ml。

4.灌肠过程中防止气体进入直肠。

5.小儿灌肠时的插入深度为4～7 cm。

6.降温灌肠时，液体要保留30 min，排便后30 min测量体温并记录。

拓展训练

1.吴小姐，29岁，习惯性便秘，近日来3天未解大便。

（1）护士应如何护理患者，耐心做好卫生宣教？

（2）灌肠时如果插管受阻，应如何处理？

（3）应如何记录灌肠结果？

2.李先生，45岁，在烈日下工作4 h后，感到乏力，头晕、头痛，出汗减少。检查：T：41 ℃，P：110次/min，R：24次/min。诊断：中暑。医嘱：大量不保留灌肠，请问：

（1）灌肠的目的是什么？为什么？

（2）用何种溶液？溶液量及温度是多少？为什么？

（3）灌肠时应注意哪些问题？

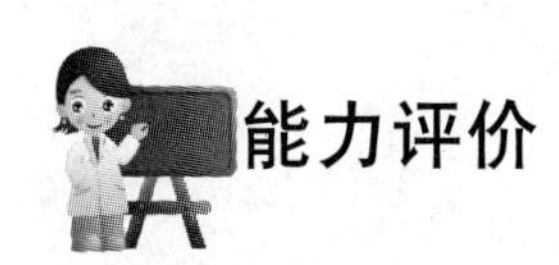

能力评价

操作评分标准

班级__________姓名__________学号__________成绩__________

项目		评价要点（括号内的数字为各分项所占的分值）	分数	学生自评	小组评价	教师评价
操作前22分		护士仪表举止符合职业要求（衣、帽、头发、指甲）洗手（2），戴口罩（1）	3			
		仪表大方、举止端庄	2			
		语言柔和恰当（2），态度和蔼可亲（2）	4			
		核对、确认患者（1），解释（1）	2			
		评估灌肠目的（1）、病变部位（1）、肛门（1）、合作度（1）	4			
		物品备齐（1），放置合理（1）	2			
		关门窗（1）、围屏风（1）	2			
		灌肠液（量、温度）配制正确（2），有条理（1）	3			
操作中60分	摆体位14分	体位正确（2），臀部移至床沿（2）	4			
		臀下垫橡胶单（2）、治疗巾（2）	4			
		臀旁置弯盘	2			
		分开臀部（1），暴露肛门（1），嘱患者深呼吸（2）	4			
	插管灌液34分	润滑肛管	3			
		连接肛管（2），夹管（1）	3			
		排尽空气方法正确（2），不湿衣单（1）、地面（1）	4			
		肛管插入直肠	4			
		插管手法正确、动作轻	3			
		固定肛管	3			
		灌肠液缓慢流入	4			
		观察筒内液面下降情况	3			
		观察患者反应	3			
		遇到情况可以及时处理（口述）	4			
	拔管12分	拔管方法正确（2），无滴液（2）	4			
		肛管放置妥当	2			
		擦净肛门	2			
		嘱患者平卧（2），保留5～10min（2）	4			
操作后10分		妥善安置患者（1），躺卧舒适（1）	2			
		整理床单位	2			
		妥善清理用物	2			
		洗手	2			
		观察（1）、记录患者反应（1）	2			
评价8分		操作熟练，动作轻稳	2			
		操作全过程步骤清楚，计划性强	2			
		关心爱护患者（2），沟通能力强（2）	4			
总分			100			

备注：出现严重污染或发现污染仍继续操作为不及格。

项目十四：口服给药法

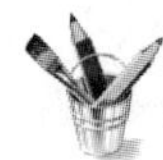

职业岗位能力分析

职业操作能力

1. 观察能力
敏锐观察患者的病情、年龄、性别、认知能力，是否服药到口，患者的用药心理状态，患者服药后的不良反应等

2. 动手能力
掌握以下方法：（1）固体药、液体药、油剂、不足1 ml药液的取用手法；（2）固体药的研碎方法；（3）口服给药法的摆药、发药、查对的方法

3. 计划能力
能事先做好计划确保如下：（1）物品齐全；（2）放置合理；（3）用物处理方法正确；（4）操作节时省力

4. 分析能力
善于分析以下各项：（1）药物的配伍禁忌；（2）给药的间隔时间；（3）药物的疗效及不良反应；（4）药物的副作用

5. 应变能力
能随机应对以下状况：（1）发药时面对患者不配合服药、哭泣、临时外出不在时怎么办；（2）患者对用药治疗失去信心、对用药量产生疑惑时怎么办

6. 创新思维能力
思考并探索各类新型药物制剂如何使用（如胰岛素泵的使用、滴管给药）

职业学习能力

1. 掌握相关药物的药理学知识并准确给药
2. 掌握给药原则、目的及给药途径
3. 学会正确实施口服给药法的操作
4. 掌握准确判断服药后不良反应的方法
5. 熟悉口服给药法操作的注意事项
6. 掌握药物的过敏反应及急救措施
7. 掌握医疗垃圾的处理方法
8. 尊重患者权利、一视同仁、严格查对、技术精益求精、严谨、一丝不苟，保证用药安全
9. 与患者有效交流，体现人性化护理，独立应对突发事件，做到正确、安全给药

案例：消化内科，11:30 a.m.，给药班李护士开始给药，请问李护士应该如何完成口服给药法操作？

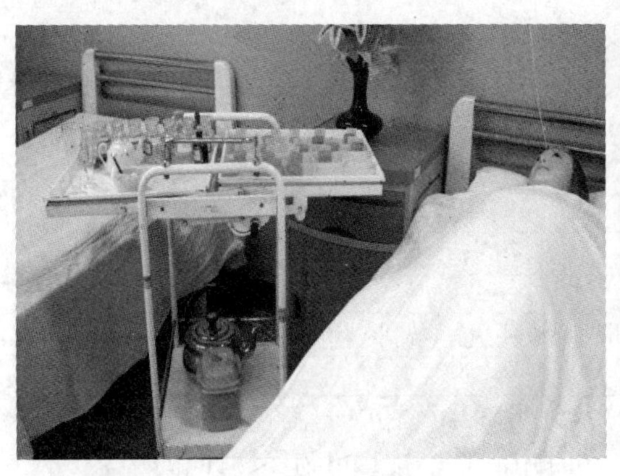

图 14－1

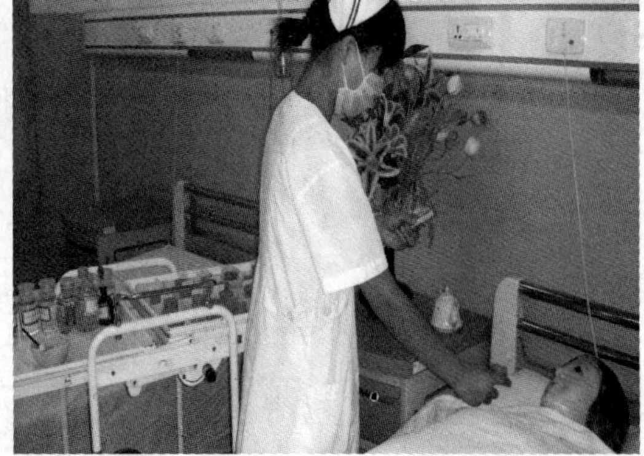

图 14－2

操作步骤

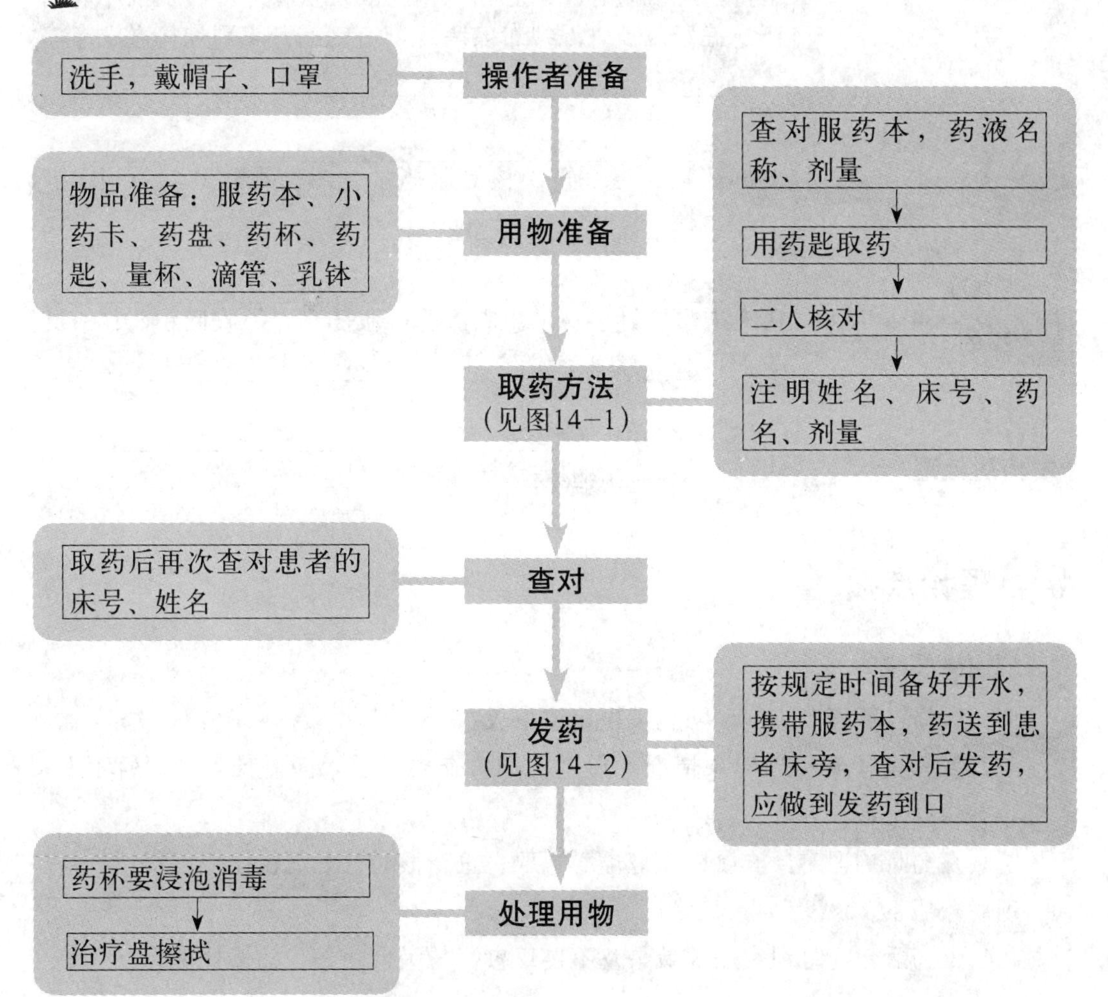

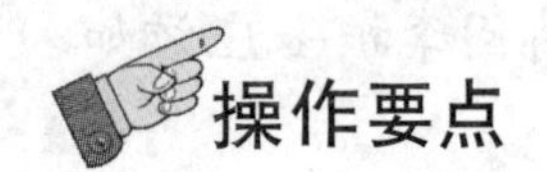

操作要点

配药

查对服药本与小药卡（核对床号、姓名、药名、剂量、时间和用法、失效期）→将小药卡按床号顺序插在药盘上→打开药柜门

↓

取出小药杯→抽下一张小药卡→用小药卡摆药

↓

摆固体药：用药匙取固体药丸（或胶囊）于小药杯中

↓

摆油剂：倒少量温开水到另一小药杯中→滴管按剂量取药到小药杯（药液不足1 ml时用滴管，按1 ml为15滴计算）

↓

倒水剂：右手将水剂药液摇匀→打开瓶盖→左手持量杯→拇指置于所需刻度→举量杯（使所需刻度和视线平）→右手持药瓶（瓶签朝掌心）→倒药液入量杯→药液倒入小药杯→盖好盖子→湿纱布擦净瓶口→倒凉开水到量杯（洗净量杯）

核对

全部药配完后→再次核对服药本、小药卡和药物→请另一护士核对

发药

核对床号、姓名→助患者服药→服药到口→收回小药杯→放消毒液中浸泡→洗手→发另一患者的药

发药后处理

收回药杯→浸泡消毒→冲洗清洁→晾干备用

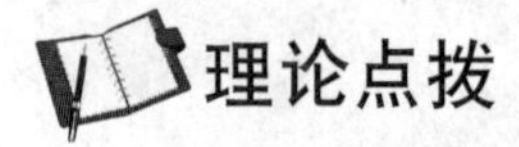

理论点拨

操作目的

1.严格执行查对制度，防止发生差错事故。

2.发药前了解护理对象情况，如遇特殊检查或行手术而需禁食者，暂不发药，并做好交班。

3.发药时护理对象有疑问，应虚心听取，重新核对，如无错误应解释后再给护理对象服下。

4.发药后，随时观察服药效果及不良反应，与医生联系，酌情处理。

能力训练

1.不能自行吞咽的危重患者和鼻饲患者应怎么样给口服药？

2.沟通障碍的患者给口服药时应注意些什么？

3.如何指导患者按药物性能正确服药？

4.护士小李给8床张丹发药时，发现患者不在病室内，同室病友说："小张刚去洗手间了，您给他放在桌上，他回来时我告诉他吧。"于是，护士小李就向同室病友作了交代，把药放下离开了。请问护士小李这么做错在哪儿？有什么危害？她应该怎么做？

5.护士小王给6床王芳发药，倒上了温开水，患者表情淡漠，冷冷地说："我现在不想吃，您先放那儿吧。"这时护士小王应该怎么做？

6.护士给患者张先生发药，张先生仔细观察药物后说："今天怎么多了一片药？您有没有弄错呀？吃这么多药，都起啥作用啊？"护士应该怎么做？

能力评价

操作评分标准

班级__________姓名__________学号__________成绩__________

项目		评价要点（括号内的数字为各分项所占的分值）	分数	学生自评	小组评价	教师评价
操作前22分		护士仪表举止符合职业要求（衣、帽、头发、指甲）				
		洗手（2），戴口罩（1）	3			
		仪表大方（1）、举止端庄（1）	2			
		语言柔和恰当（2），态度和蔼可亲（2）	4			
		核对、确认患者（1），解释（1）	2			
		患者的年龄（1）、病情（1）及治疗情况（1），是否适合口服给药（1）	4			
		评估患者的心理状态（2）、合作程度（2）	4			
		用物准备齐全	3			
操作中62分	备药24分	核对、检查医嘱与小药卡，认真、仔细核对床号（1）、姓名（1）、药名（1）	3			
		取固体药剂量正确	3			
		取固体药方法正确	4			
		取液体药剂量正确	3			
		取液体药方法正确	4			
		取不足1 ml药物剂量（2）、方法正确（2）	4			
		配药过程严格执行三查八对	3			
	发药38分	评估患者（1），做好解释（2）	3			
		询问过敏史	3			
		核对床号（0.5）、姓名（0.5）、药名（0.5）、剂量（0.5）、浓度（0.5）、时间（0.5）、方法（1）	4			
		协助患者取舒适体位（1），倒温开水（1），确认患者服下（2）	4			
		针对不同患者协助服药方法正确	4			
		不同药物发药方法正确	4			
		操作中注意护患沟通	3			
		熟悉所发药物的服用方法（2），能进行正确指导（2）	4			
		因故不能按时服药者做好交接班	3			
		发药完毕，将物品归还原处	3			
		再次核对	3			
操作后8分		收回药杯（1），清洁消毒方法正确（2）	3			
		整理用物（1），并清洁药盘（2）	3			
		观察（1）、记录患者反应（1）	2			
评价8分		操作熟练，动作轻稳	2			
		操作全过程步骤清楚，计划性强	2			
		关心爱护患者（2），沟通能力强（2）	4			
总分			100			

备注：出现严重污染或发现污染仍继续操作为不及格。

项目十五：雾化吸入法

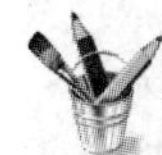

职业岗位能力分析

职业操作能力

1．观察能力

善于敏锐观察患者的具体特征和所处状况，如：（1）患者的病情、年龄、性别、认知能力；（2）是否初次雾化用药；（3）患者的用药心理状态；（4）患者雾化后的不良反应

2．动手能力

掌握以下操作方法：（1）雾化吸入器的连接和使用方法；（2）雾化药液的配制方法；（3）雾化吸入器的清洗和消毒方法

3．计划能力

事先做好计划确保如下：（1）物品齐全；（2）放置合理；（3）用物处理方法正确；（4）操作节时省力

4．分析能力

善于分析以下各项：（1）雾化药物的配伍禁忌；（2）雾化药物给药的时间；（3）雾化吸入后的不良反应；（4）雾化吸入法的适用人群

5．应变能力

遇到以下情况能随机应对：（1）雾化时药液喷雾不畅怎么办；（2）病房内多名患者需要连续使用，雾化器过少，造成患者不耐烦时怎么办

职业学习能力

1．掌握相关药物的药理学知识并准确给药
2．掌握雾化吸入法的给药注意事项
3．学会正确实施雾化吸入法的操作
4．掌握雾化吸入治疗后的不良反应
5．掌握药物的过敏反应及急救措施
6．掌握医疗垃圾的分类处理方法
7．与患者有效交流，体现人性化护理，独立应对突发事件，做到正确、安全进行雾化吸入法操作
8．尊重患者权利、一视同仁、严格查对、技术精益求精、严谨、一丝不苟，保证用药安全

案例：3床，冯丰，男，25岁，医疗诊断“肺炎”。

医嘱：雾化吸入每日2次，护士应如何完成此项操作？

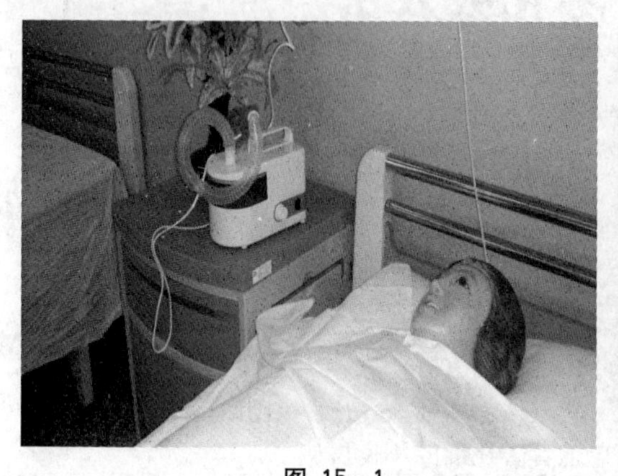

图 15-1

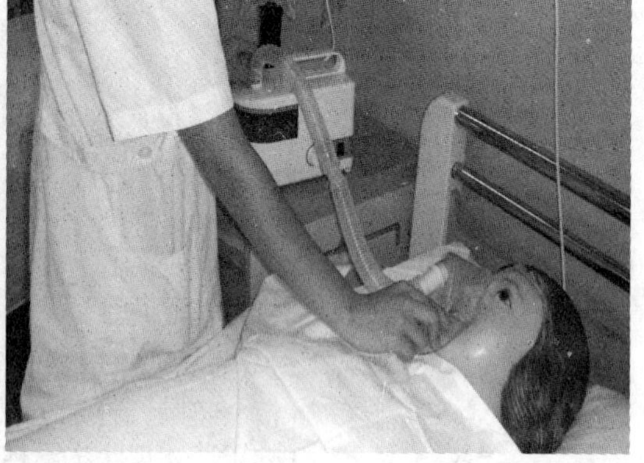

图 15-2

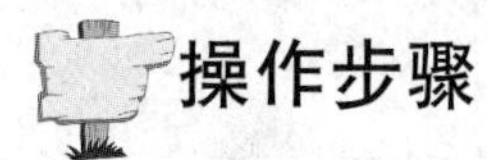

操作步骤

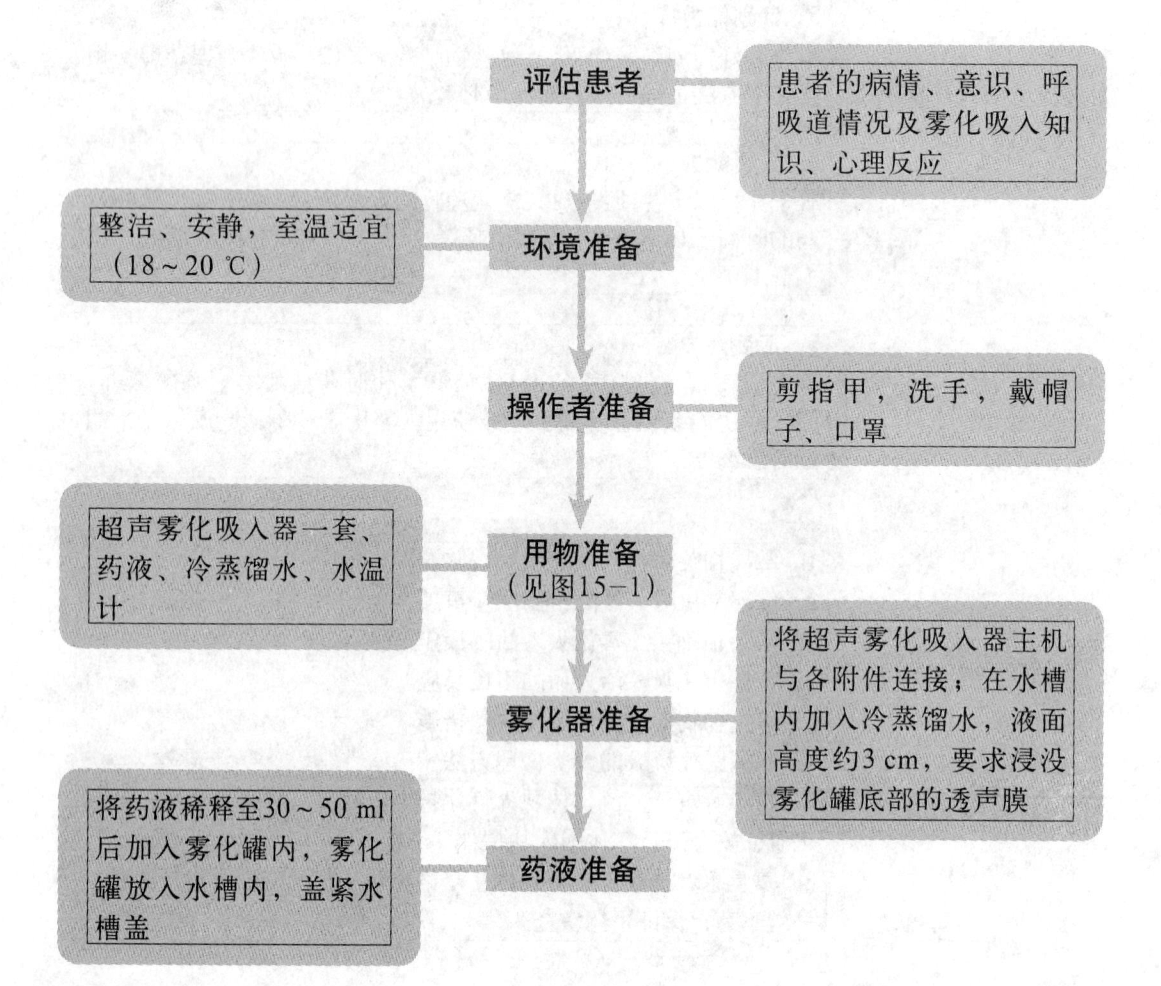

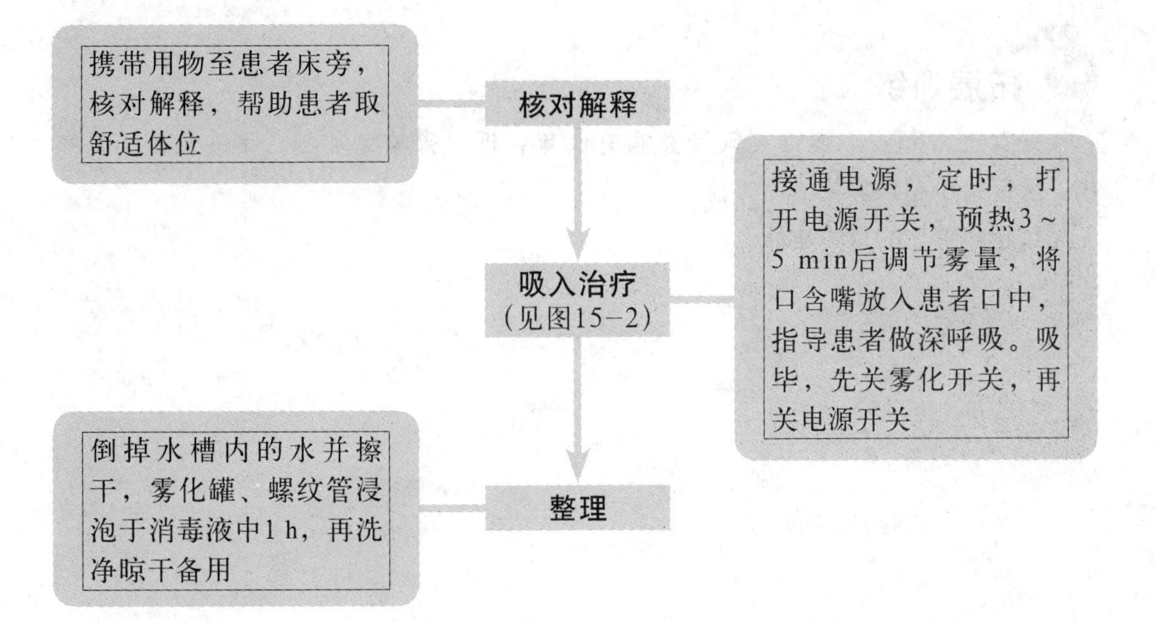

理论点拨

注意事项

1.严格执行三查八对制度。

2.检查机器各部件，确保性能良好，连接正确，机器各部件的型号一致。

3.水槽底部的晶体换能器和雾化罐底部的透声膜薄而脆，安置时动作要轻，以免破坏。

4.槽内无水时不可开机工作，水槽和雾化罐中切忌加入温水、热水或生理盐水。

5.连续使用时，应间隔30 min，使用中应注意测量水温，超出60 ℃时关机换冷蒸馏水。

6.每次定时15～20 min，药液量一般30～50 ml。

7.治疗过程中需加药液时，不必关机直接从盖上小孔内添加药液即可。

操作目的

预防感染、解除痉挛、消除炎症、稀释痰液。

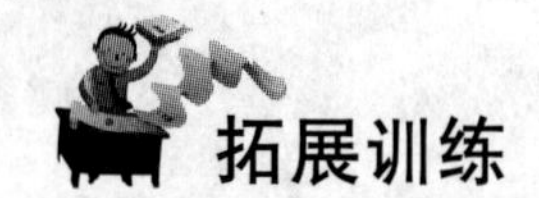

拓展训练

王女士，65岁，慢性支气管炎病史10年，近日来咳嗽加剧，痰液黏稠不易咳出，医嘱给予超声雾化治疗。请问：

1.超声雾化的目的是什么？

2.雾化吸入常用药物如何选择？

3.雾化吸入结束后，需要消毒的物品有哪些？

能力评价

操作评分标准

班级__________姓名__________学号__________成绩__________

项目		评价要点 （括号内的数字为各分项所占的分值）	分数	学生自评	小组评价	教师评价
操作前22分		护士仪表举止符合职业要求（衣、帽、头发、指甲）				
		洗手（2），戴口罩（2）	4			
		仪表大方，举止端庄	3			
		语言柔和恰当（2），态度和蔼可亲（2）	4			
		核对、确认患者（1），解释（2）	3			
		物品备齐（2），放置合理（2）	4			
		关门窗（2）、围屏风（2）	4			
操作中52分	雾化器准备20分	认真核对、检查医嘱	3			
		检查雾化器各部件	3			
		连接雾化器准确	4			
		加水至水槽量方法正确	3			
		雾化罐内加药方法（2）及稀释方法正确（2）	4			
		加药过程严格执行三查八对	3			
	雾化过程32分	评估患者（2），做好解释（2）	4			
		询问过敏史	2			
		再次核对	2			
		患者取舒适体位	3			
		接通电源（2），开启开关方法、顺序正确（2）	4			
		面罩或口含嘴放置部位方法正确	3			
		调节雾量正确	4			
		指导患者用口吸气，用鼻呼气	3			
		吸入时间适宜	4			
		遇到情况可以及时处理（口述）	3			
操作后16分		停止吸入，关闭开关顺序正确	4			
		整理床单位	2			
		妥善清理用物	2			
		消毒超声雾化吸入器各部件方法正确	3			
		洗手	1			
		观察（2）、记录患者反应（2）	4			
评价10分		操作熟练（2），动作轻稳（1）	3			
		操作全过程步骤清楚（2），计划性强（1）	3			
		关心爱护患者（2），沟通能力强（2）	4			
总分			100			

备注：出现严重污染、发现污染仍继续操作或违反无菌操作原则为不及格。

项目十六：皮内注射与药物过敏实验法

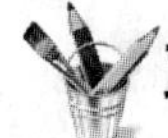

职业岗位能力分析

职业操作能力

1．观察能力

善于观察以下几项：（1）操作环境、有无抢救仪器；（2）患者的病情、年龄、性别、认知能力；（3）注射部位皮肤情况；（4）目前有无其他药物治疗

2．动手能力

熟练掌握以下操作方法：（1）药液抽吸手法；（2）持针手法；（3）进针手法；（4）皮试液配制方法

3．计划能力

善于事先做好计划，确保物品齐全，放置合理，用物处理方法正确，操作节时省力

4．分析能力

善于分析以下几项：（1）药物的过敏反应机制；（2）患者的用药史、家族史、过敏史；（3）患者注射部位的选择；（4）用药后的结果判断方法

5．应变能力

遇到以下情况，可以随机应对：（1）患者不清楚自己是否用过此药时怎么办，是否还做过敏试验；（2）面对进行疫苗接种的患者怎么进行注射后的卫生宣教

6．创新思维能力

操作中善于思考，改进操作方法以减轻患者的痛苦和紧张

职业学习能力

1．学会准确选择注射部位，并运用解剖学相关知识正确定位
2．掌握药物学相关理论知识，做好用药前的核对
3．掌握无菌操作的原则
4．掌握三查八对的查对制度
5．掌握皮内注射法的操作要点，学会皮内注射法操作
6．掌握医疗垃圾的分类处理方法
7．熟悉皮内注射法的操作步骤
8．操作中关心爱护患者，体现人性化护理
9．操作中掌握语言与非语言的沟通技巧，使患者得到满意的人性化护理
10．整个操作计划性强，能够做到严谨、一丝不苟

案例：内科一区3病室12床，李京，男，35岁，肺炎。

医嘱：0.9%氯化钠200 ml，青霉素40万u，ivgtt Bid，青霉素皮试。护士接到医嘱后应如何执行？

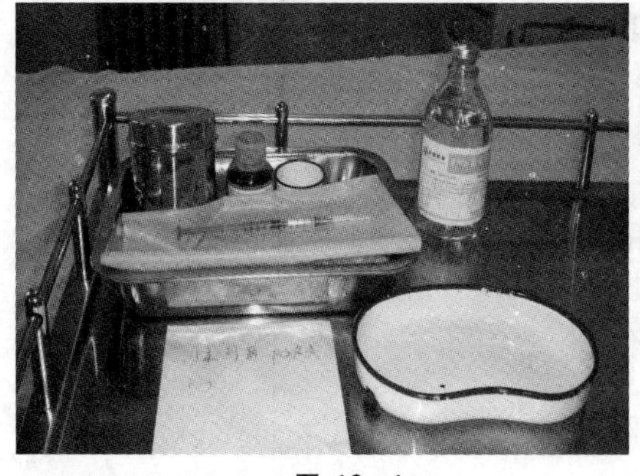

图 16－1

图 16－2

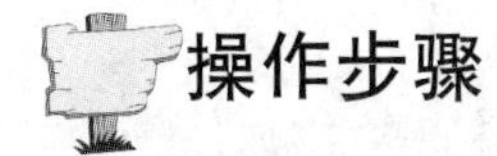

操作步骤

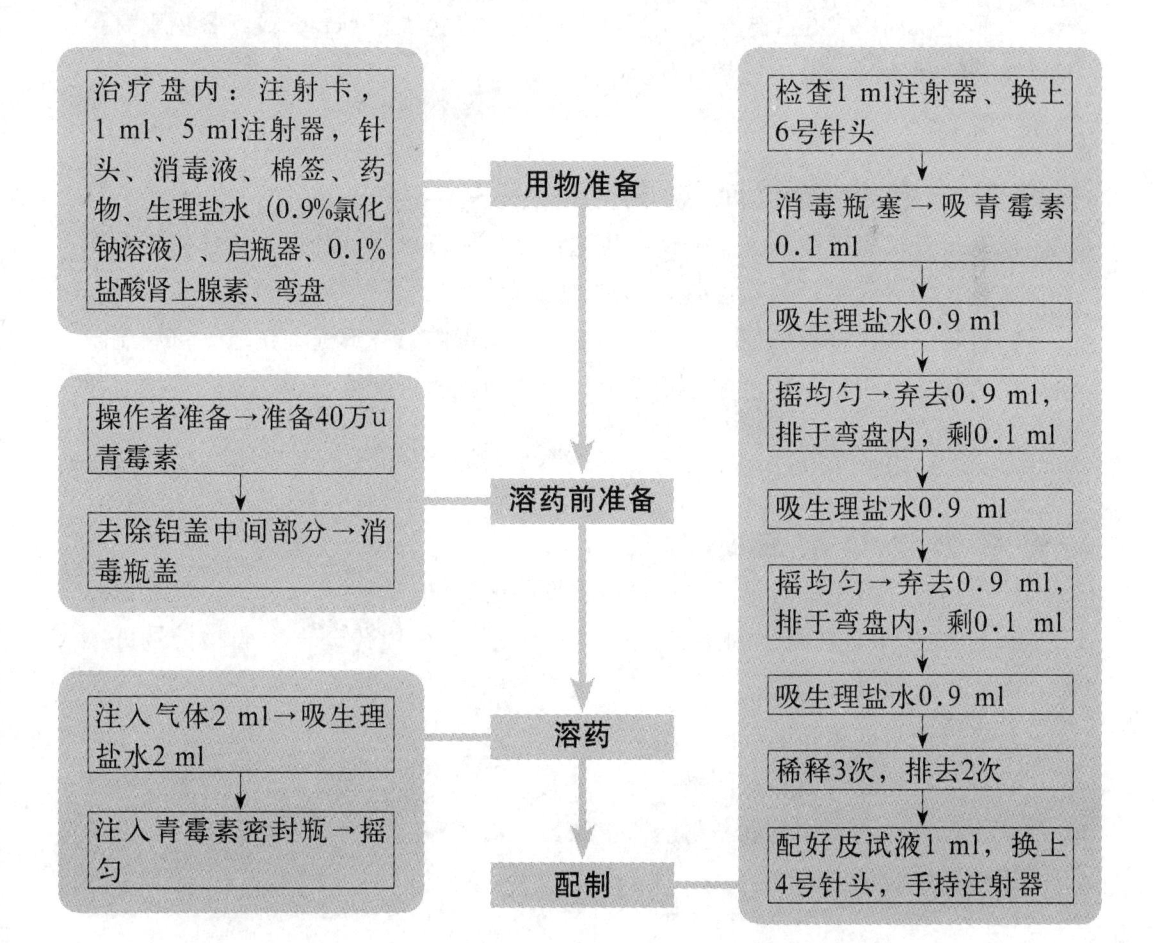

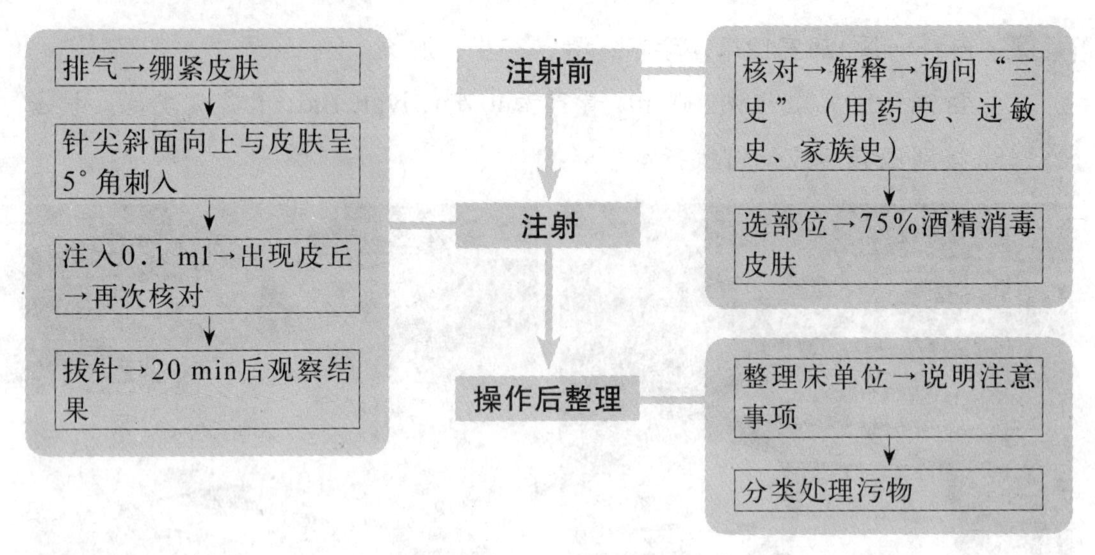

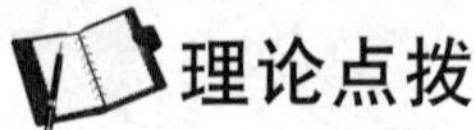

理论点拨

药物过敏试验结果判断

1.阴性：皮丘无改变，周围不红肿，无自觉症状。

2.阳性：局部皮丘隆起，并出现红晕硬块，直径大于1 cm，或红晕周围有伪足、痒感。严重时可发生过敏性休克。

青霉素过敏反应的原因

1.对于青霉素过敏的人，任何给药途径（注射、口服、外用等）任何剂量和任何制剂，均可发生过敏反应。

2.青霉素是一种半抗原，进入人体后与组织蛋白结合形成全抗原，抗原刺激机体产生相应的抗体，使机体处于致敏状态。当机体再次接受青霉素时，抗原和抗体结合，产生过敏反应。

青霉素过敏反应的预防

1.使用各种剂型的青霉素之前，必须询问过敏史。

2.对接受青霉素治疗的患者，停药3天以上或在用药过程中药物批号更换时，都必须重做过敏试验。

3.青霉素水溶液必须现配现用。

4.护士应加强责任心，严格执行“三查”、“八对”制度，并于注射青霉素之前做好急救准备工作，如备盐酸肾上腺素、氧气等。注射后观察30 min以上，以防迟缓性过敏反应的发生。

青霉素过敏试验液的配制方法

以500 u/ml为例（见下表）

青霉素	加生理盐水（ml）	青霉素 （u/ml）	要求
40万u	2	20万	溶解
取上液0.1 ml	0.9	2万	摇匀
取上液0.1 ml	0.9	2000	摇匀
取上液0.25 ml	0.75	500	摇匀
皮内注射0.1 ml含青霉素50 u			

青霉素过敏性休克的抢救措施

1.发生过敏性休克，应立即停药，就地进行抢救。

2.患者平卧并注意保暖。

3.改善缺氧症状，氧气吸入。呼吸受抑制时，应立即进行口对口人工呼吸，并肌内注射呼吸兴奋剂；发生喉头水肿并影响呼吸时，应施行气管插管或气管切开术。

4.按医嘱给药，静脉滴注抗过敏药物或血管活性药物。

5.发生心跳骤停时，立即行胸外心脏按压，同时施行人工呼吸。

6.观察与记录，密切观察患者的意识、体温、脉搏、呼吸、血压、尿量及其他临床变化并做好病情的动态记录，患者未脱离危险期，不宜搬动。

破伤风抗毒素（TAT）皮内试验结果的判断

阴性：局部无红肿。

阳性：局部反应为皮丘红肿，硬结大于1.5 cm，红晕可超过4 cm，有时可出现伪足，主诉痒感；也可出现全身过敏反应或血清病型反应。

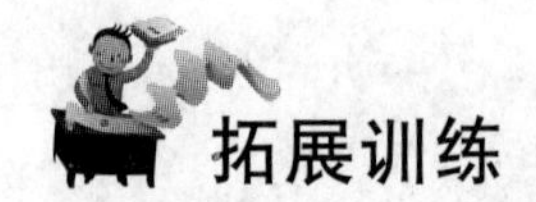

拓展训练

1.皮内注射常用部位有哪些？

2.皮内注射注入准确药量后局部有何反应？

3.列出各种常用药物过敏试验液的浓度（青霉素、链霉素、先锋霉素、TAT、细胞色素c）。

4.一瓶80万u的青霉素，该如何配制500 u/ml的皮试液？

5.一个门诊患者青霉素皮试阴性，在肌内注射青霉素后即感到胸闷、气急，面色苍白，出冷汗，测血压70/40 mmHg，神清，脉细弱，请问发生了什么情况？如何护理？

能力评价

操作评分标准

班级__________姓名__________学号__________成绩__________

<table>
<tr><th colspan="2">项目</th><th>评价要点
（括号内的数字为各分项所占的分值）</th><th>分数</th><th>学生自评</th><th>小组评价</th><th>教师评价</th></tr>
<tr><td colspan="2" rowspan="7">操作前
20分</td><td>护士仪表举止符合职业要求（衣、帽、头发、指甲）</td><td>2</td><td rowspan="7"></td><td rowspan="7"></td><td rowspan="7"></td></tr>
<tr><td>洗手（2），戴口罩（1）</td><td>3</td></tr>
<tr><td>语言柔和恰当（2），态度和蔼可亲（2）</td><td>4</td></tr>
<tr><td>核对、确认患者（1），解释、询问过敏史（1），用药史（1），家族史（1）</td><td>4</td></tr>
<tr><td>用物准备</td><td>2</td></tr>
<tr><td>备急救药：肾上腺素</td><td>3</td></tr>
<tr><td>核对药物</td><td>2</td></tr>
<tr><td rowspan="18">操作中
64分</td><td rowspan="7">配制皮试液
26分</td><td>铺无菌盘</td><td>4</td><td rowspan="7"></td><td rowspan="7"></td><td rowspan="7"></td></tr>
<tr><td>核对医嘱单或注射单</td><td>4</td></tr>
<tr><td>检查药物标签（1），质量（2）</td><td>3</td></tr>
<tr><td>去铝盖中心部分（1），消毒瓶塞（2），待干（1）</td><td>4</td></tr>
<tr><td>锯安瓿（1），消毒锯痕处（2）</td><td>3</td></tr>
<tr><td>选择合适的注射器（2）、针头（2）</td><td>4</td></tr>
<tr><td>配青霉素皮试液</td><td>4</td></tr>
<tr><td rowspan="8">注射
30分</td><td>向患者解释操作的目的和方法</td><td>4</td><td rowspan="8"></td><td rowspan="8"></td><td rowspan="8"></td></tr>
<tr><td>认真执行查对制度</td><td>3</td></tr>
<tr><td>注射部位正确</td><td>4</td></tr>
<tr><td>消毒皮肤方法（2），范围正确（2）</td><td>4</td></tr>
<tr><td>注射剂量准确（2），皮丘符合要求（2）</td><td>4</td></tr>
<tr><td>排气方法正确（2），不浪费药液（1）</td><td>3</td></tr>
<tr><td>进针角度（2）、深度适宜（2）</td><td>4</td></tr>
<tr><td>不抽回血</td><td>4</td></tr>
<tr><td rowspan="3">拔针
8分</td><td>拔针</td><td>3</td><td rowspan="3"></td><td rowspan="3"></td><td rowspan="3"></td></tr>
<tr><td>不按压局部</td><td>3</td></tr>
<tr><td>妥善放置用过物品</td><td>2</td></tr>
<tr><td colspan="2" rowspan="4">操作后
8分</td><td>准确、适时观察皮试反应</td><td>3</td><td rowspan="4"></td><td rowspan="4"></td><td rowspan="4"></td></tr>
<tr><td>妥善清理用物</td><td>2</td></tr>
<tr><td>洗手</td><td>1</td></tr>
<tr><td>观察（1）、记录患者反应（1）</td><td>2</td></tr>
<tr><td colspan="2" rowspan="3">评价
8分</td><td>操作熟练，动作轻稳</td><td>2</td><td rowspan="3"></td><td rowspan="3"></td><td rowspan="3"></td></tr>
<tr><td>操作全过程步骤清楚，计划性强</td><td>2</td></tr>
<tr><td>关心爱护患者（2），沟通能力强（2）</td><td>4</td></tr>
<tr><td colspan="3">总　　分</td><td>100</td><td></td><td></td><td></td></tr>
</table>

备注：出现严重污染，发现污染仍继续使用或违反无菌操作原则为不及格。

项目十七：皮下注射法

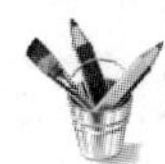

职业岗位能力分析

职业操作能力

1. 观察能力
善于观察以下几项：（1）操作环境，有无抢救仪器；（2）患者的病情、年龄、性别、认知能力；（3）注射部位皮肤情况；（4）目前有无其他治疗

2. 动手能力
掌握以下操作方法：（1）持针手法；（2）药液抽吸手法；（3）进针手法

3. 计划能力
(1) 物品准备齐全；(2) 放置合理；(3) 用物处理方法正确；(4) 操作节时省力

4. 分析能力
善于分析以下几项：（1）药物的药理作用；（2）药物的不良反应；（3）患者疾病现状；（4）注射部位的选择；（5）有计划轮流进行皮下注射的方法

5. 应变能力
遇到以下情况时，能随机应对：（1）面对不合作或拒绝接受治疗的患者怎么办；（2）注射部位有瘢痕、伤口、患皮肤病时怎么办

6. 创新思维能力
操作中善于思考，改进操作方法

职业学习能力

1．学会根据不同患者的病情准确选择注射部位，并运用解剖学相关知识正确定位
2．掌握药物学相关理论知识，做好药物配伍禁忌的核对
3．掌握无菌操作的原则
4．掌握三查八对的查对制度
5．掌握皮下注射法的操作要点，学会皮下注射法操作
6．掌握医疗垃圾的分类处理方法
7．熟悉皮下注射法的操作步骤
8．操作中关心爱护患者，体现人性化护理
9．操作中掌握语言与非语言的沟通技巧，使患者得到满意的人性化护理
10．整个操作计划性强，能够做到一丝不苟

案例：3床，杨阳，男，49岁，医疗诊断“肝炎后肝硬化”，TIPS术后给予抗凝、保肝治疗。医嘱：速避凝0.4 ml，H，每12小时一次，护士接到医嘱后应该如何执行？

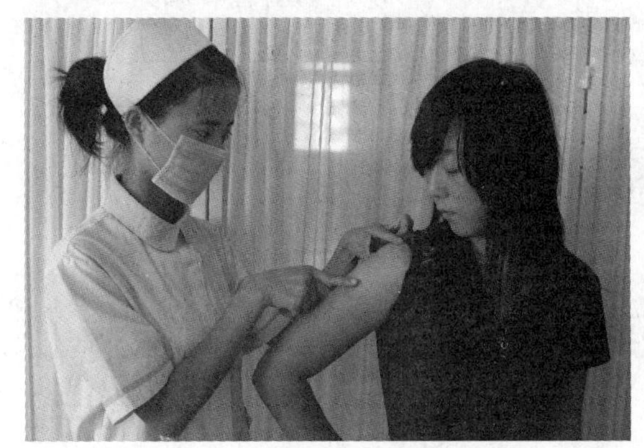

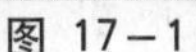

图 17－1

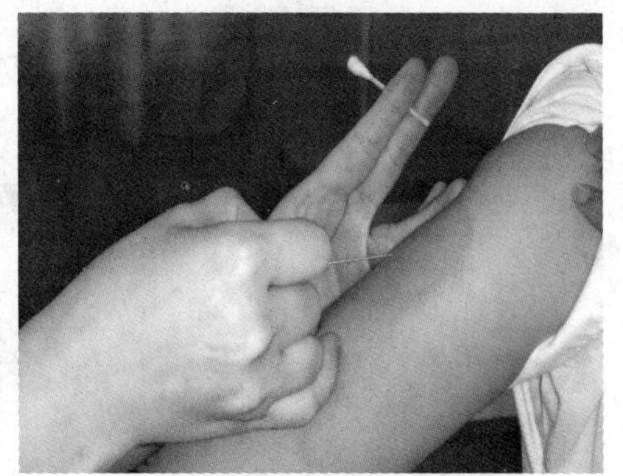

图 17－2

操作步骤

评估
- 询问患者的用药史、过敏史及治疗情况
- ↓ 患者的意识、病情、肢体活动能力
- ↓ 患者注射部位的皮肤及皮下组织的情况
- ↓ 患者对给药计划的了解、认识程度及合作程度

↓

操作者准备
- 仪表稳重、举止大方、态度认真，洗手，戴帽子、口罩

↓

环境准备
- 符合无菌操作要求，保护隐私（必要时拉上围帘）

↓

用物准备
- 注射盘
- ↓ 注射器：1～2 ml注射器，5～6号针头
- ↓ 按医嘱准备药物

↓

药物准备（于治疗室完成）
- 查对注射执行单和药名、浓度、剂量、失效期
- ↓ 查对药液有无沉淀、浑浊、絮状物、变色
- ↓ 查对药物无误后消毒安瓿或密封瓶，正确吸取药液

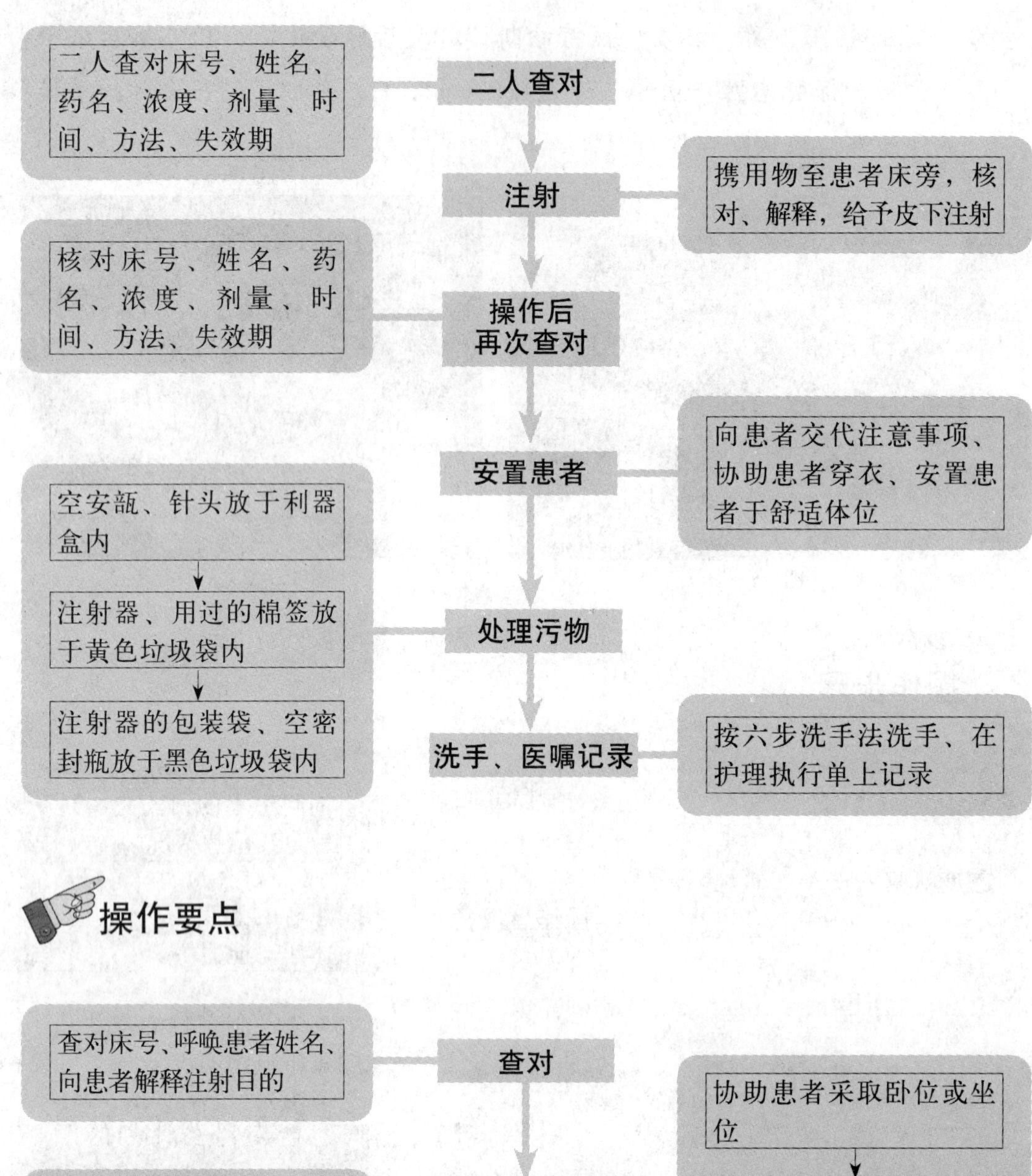

操作要点

查对：查对床号、呼唤患者姓名、向患者解释注射目的

选择注射部位（见图17-1）：协助患者采取卧位或坐位 → 根据情况可选择上臂三角肌下缘、前臂外侧、腹部、后背、大腿外侧等部位

消毒注射部位：方法1：取2%碘酊棉签，以注射点为中心由内向外环行消毒注射部位皮肤（直径＞5 cm），再取75%酒精棉签，以同样方法脱碘，操作两遍，待干 → 方法2：取安尔碘棉签，以同样方法消毒两遍，待干

再次查对：核对床号、姓名、药名、浓度、剂量、时间、方法、失效期

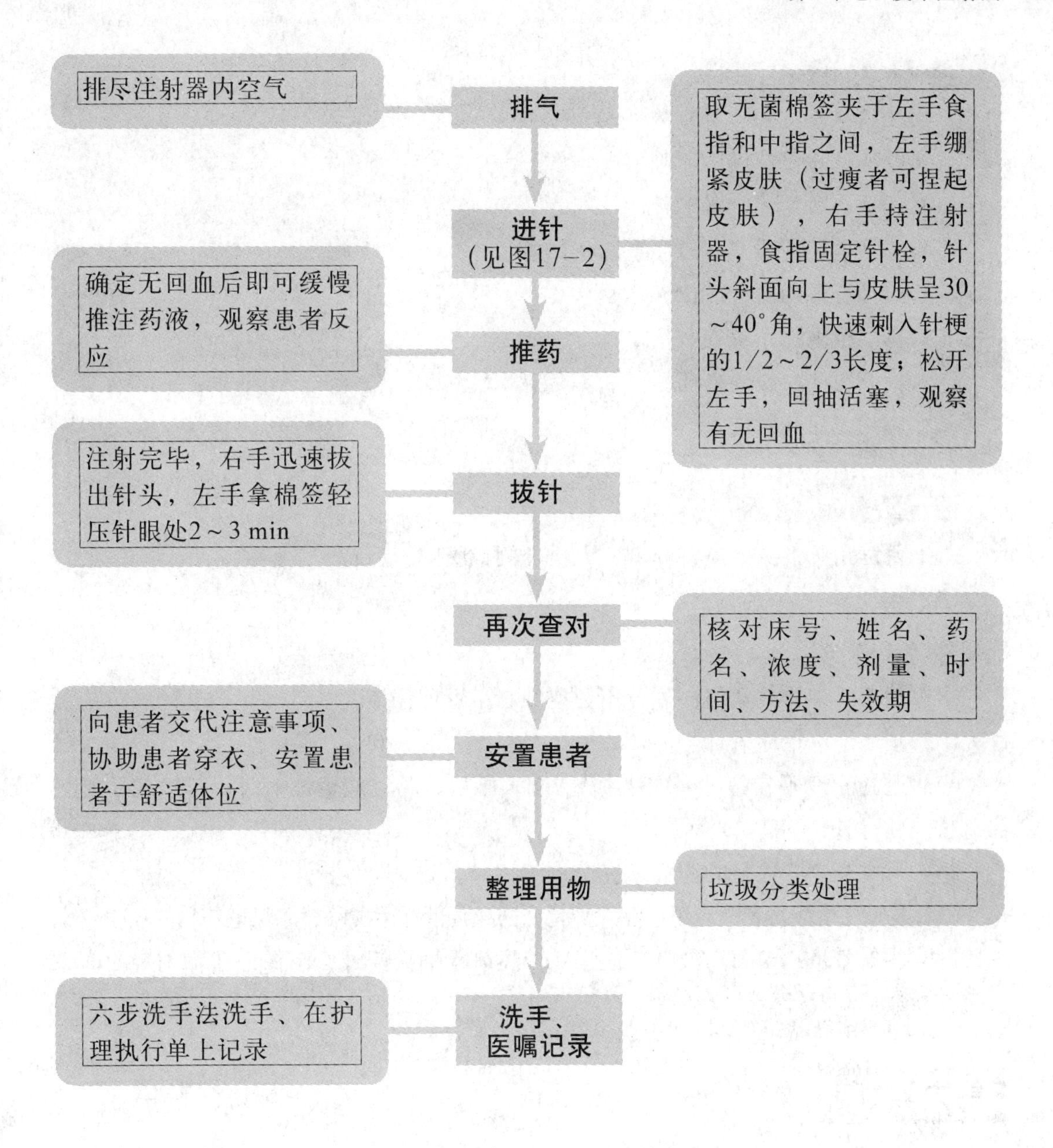

理论点拨

操作目的

1.适用于需迅速达到药效的和某些不能或不宜口服的药。

2.局部供药，如局部麻醉。

3.预防接种各种疫苗、菌苗。

注射原则

1.严格执行三查八对制度。

2.严格遵守无菌操作原则。

3.选择合适的注射器和针头。

4.药液要现用现配，应注意配伍禁忌。

5.选择合适的注射部位。

6.排尽空气防止意外。

7.检查无回血缓慢推药。

8.应用无痛注射技术。

选择注射部位

上臂三角肌下缘、前臂外侧、大腿外侧、腹部、后背。

注意事项

1.消毒以螺旋式从内向外，不留空隙，不返回涂擦。

2.正确地选择注射部位。

3.进针角度不宜超过45°角，以防刺入肌层，为过瘦者注射时，可捏起注射部位皮肤进针。

4.对皮肤刺激性强的药物不宜做皮下注射。

5.长期皮下注射者，应更换注射部位，防止局部产生硬结，以保证药物的吸收。

6.注射不足1 ml的药液时，应用1 ml注射器抽吸药液，以保证药物剂量的准确性。

能力训练

1.一个1岁婴儿被母亲抱着来打疫苗，注射过程应注意些什么？

2.一位糖尿病患者为控制血糖需要每天两次注射胰岛素，为了使注射部位不出现硬结，应怎样安排每次的注射部位？

项目十八：肌内注射法

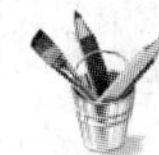

职业岗位能力分析

职业操作能力

1．观察能力

善于观察患者的具体特征和所处状况，如：（1）患者的病情、年龄、性别、认知能力；（2）注射部位皮肤情况；（3）目前有无其他治疗；（4）操作环境，有无抢救仪器

2．动手能力

掌握以下操作方法：（1）药液抽吸手法；（2）持针手法；（3）进针手法

3．计划能力

（1）物品准备齐全；（2）物品放置合理；（3）用物处理方法正确；（4）操作节时省力

4．分析能力

善于分析以下各项：（1）药物的药理作用及配伍禁忌；（2）药物的不良反应；（3）患者疾病现状；（4）注射部位的选择；（5）用药后的观察要点

5．应变能力

能随机应对以下状况：（1）注射部位有瘢痕、伤口、患皮肤病时怎么办；（2）面对不合作或拒绝接受治疗的患者怎么办

6．创新思维能力

操作中善于思考，改进操作方法以减轻患者的痛苦和紧张

职业学习能力

1．学会根据不同患者的病情准确选择注射部位并运用解剖学相关知识正确定位
2．掌握药物学相关理论知识，做好药物配伍禁忌的核对
3．掌握无菌操作的原则
4．掌握三查八对的查对制度
5．掌握肌内注射法的操作要点，学会肌内注射法操作
6．掌握医疗垃圾的分类处理方法
7．熟悉肌内注射法的操作步骤
8．操作中关心爱护患者，体现人性化护理
9．操作中掌握语言与非语言的沟通技巧，使患者得到满意的人性化护理
10．整个操作计划性强，能够做到一丝不苟

案例：3床，王丹，男，19岁，医疗诊断“链球菌感染性肺炎” 住院观察，给予对症抗炎治疗，因夜间高热39.5 ℃，P 120次/min，R 26次/min，为退热医生开出临时医嘱：安痛定10 mg im st。护士接到此注射单后应该如何做？

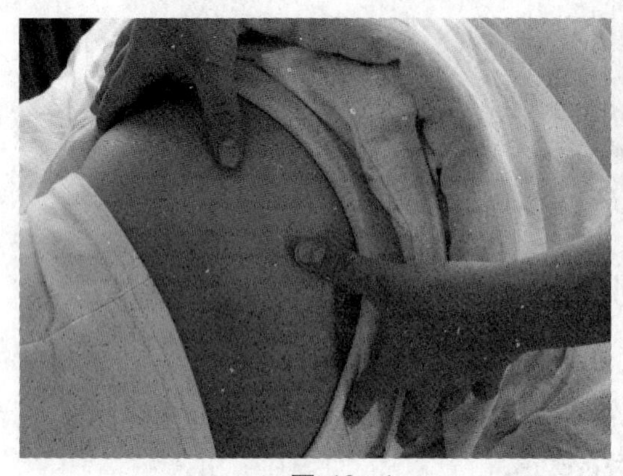
图 18－1

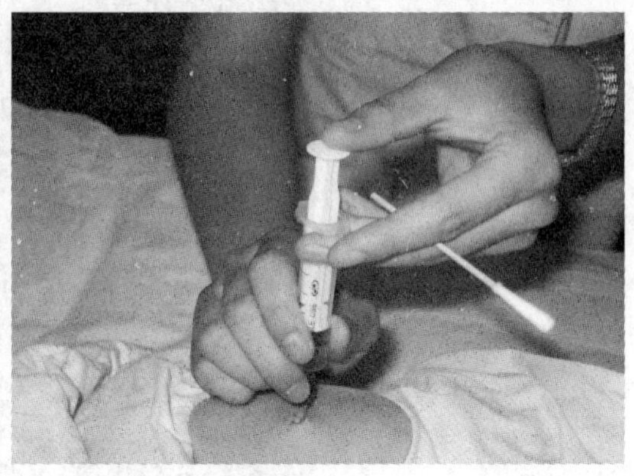
图 18－2

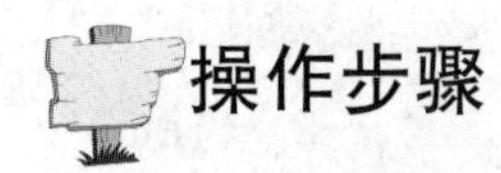

操作步骤

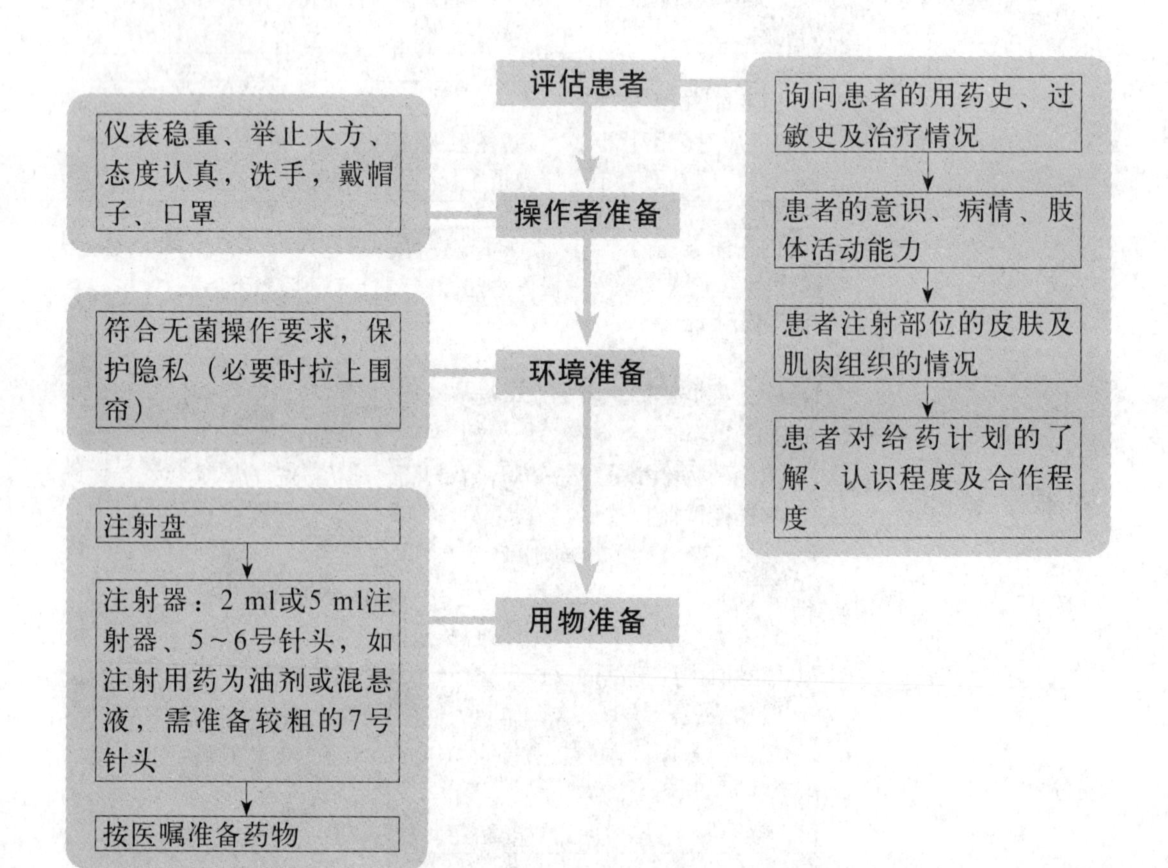

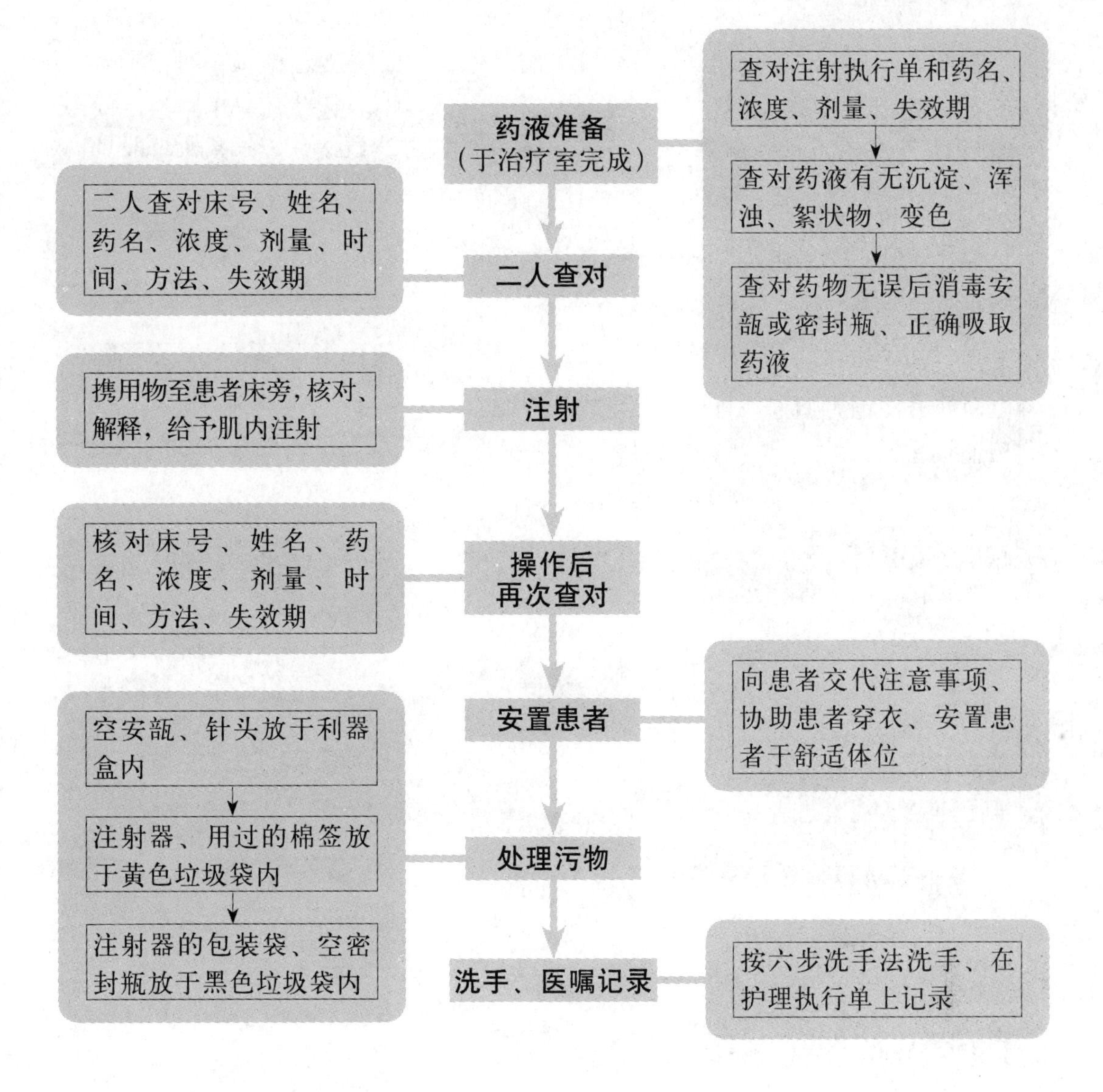
药液准备
（于治疗室完成）
查对注射执行单和药名、浓度、剂量、失效期
查对药液有无沉淀、浑浊、絮状物、变色
查对药物无误后消毒安瓿或密封瓶、正确吸取药液
二人查对
二人查对床号、姓名、药名、浓度、剂量、时间、方法、失效期
注射
携用物至患者床旁，核对、解释，给予肌内注射
操作后再次查对
核对床号、姓名、药名、浓度、剂量、时间、方法、失效期
安置患者
向患者交代注意事项、协助患者穿衣、安置患者于舒适体位
处理污物
空安瓿、针头放于利器盒内
注射器、用过的棉签放于黄色垃圾袋内
注射器的包装袋、空密封瓶放于黑色垃圾袋内
洗手、医嘱记录
按六步洗手法洗手、在护理执行单上记录

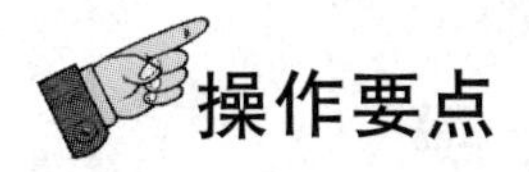

操作要点

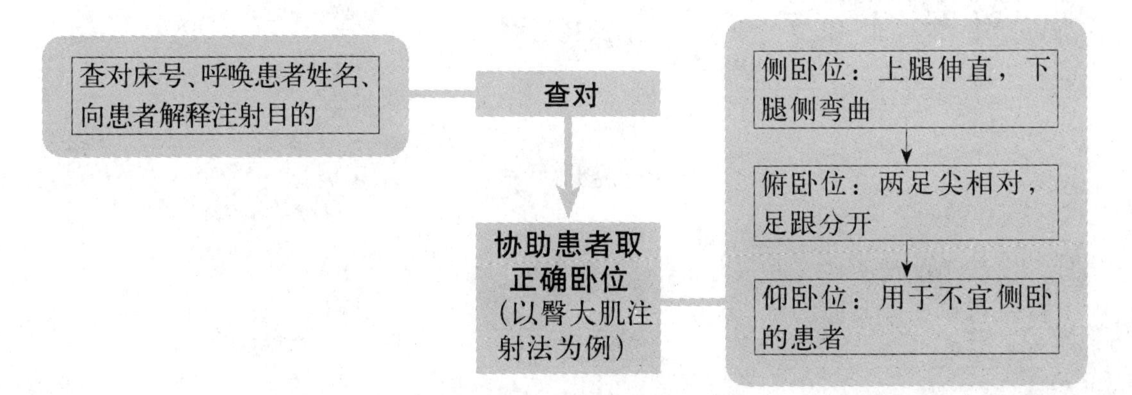
查对
查对床号、呼唤患者姓名、向患者解释注射目的
协助患者取正确卧位
（以臀大肌注射法为例）
侧卧位：上腿伸直，下腿侧弯曲
俯卧位：两足尖相对，足跟分开
仰卧位：用于不宜侧卧的患者

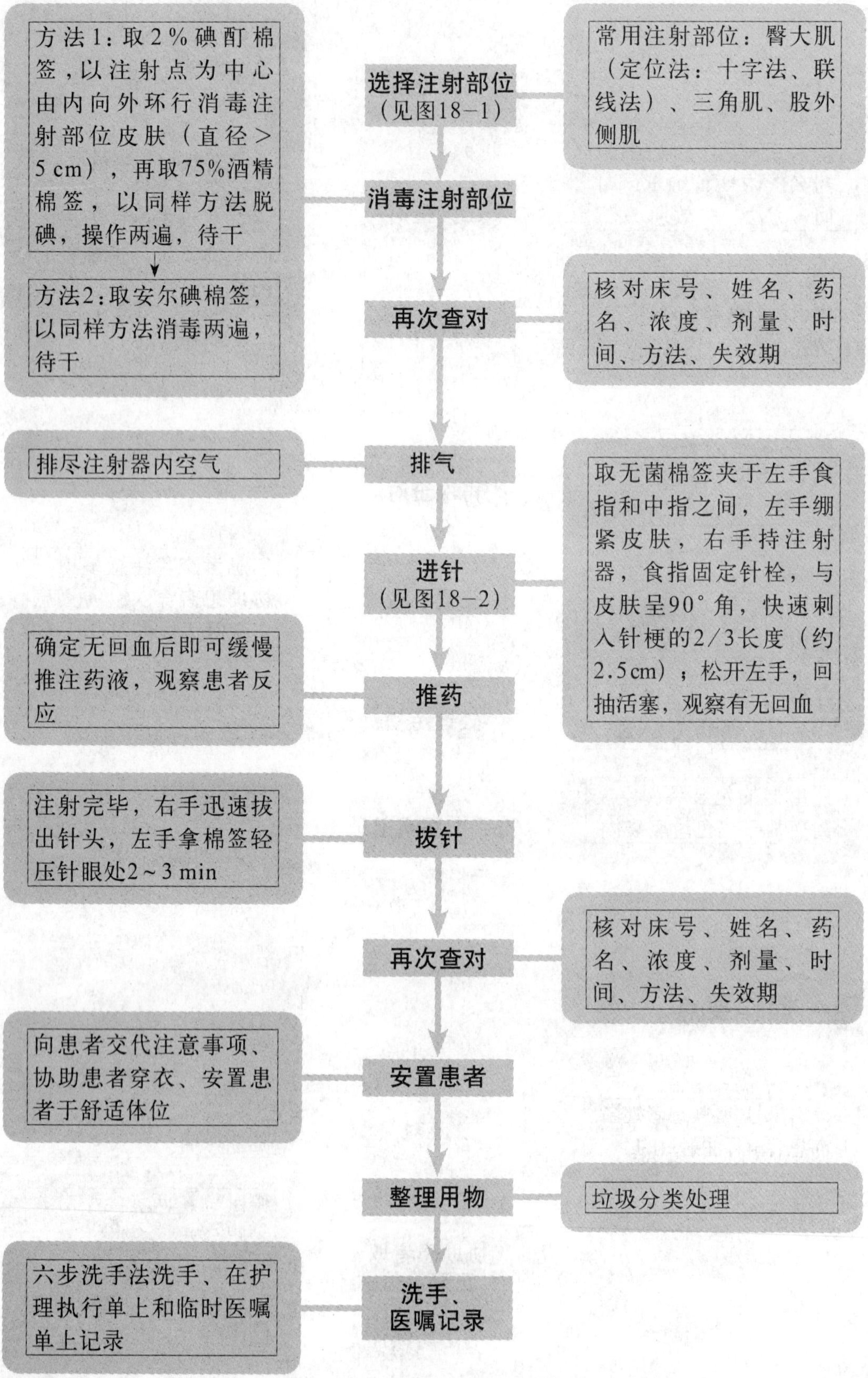

选择注射部位（见图18-1）

常用注射部位：臀大肌（定位法：十字法、联线法）、三角肌、股外侧肌

消毒注射部位

方法1：取2%碘酊棉签，以注射点为中心由内向外环行消毒注射部位皮肤（直径>5 cm），再取75%酒精棉签，以同样方法脱碘，操作两遍，待干

方法2：取安尔碘棉签，以同样方法消毒两遍，待干

再次查对

核对床号、姓名、药名、浓度、剂量、时间、方法、失效期

排气

排尽注射器内空气

进针（见图18-2）

取无菌棉签夹于左手食指和中指之间，左手绷紧皮肤，右手持注射器，食指固定针栓，与皮肤呈90°角，快速刺入针梗的2/3长度（约2.5cm）；松开左手，回抽活塞，观察有无回血

推药

确定无回血后即可缓慢推注药液，观察患者反应

拔针

注射完毕，右手迅速拔出针头，左手拿棉签轻压针眼处2~3 min

再次查对

核对床号、姓名、药名、浓度、剂量、时间、方法、失效期

安置患者

向患者交代注意事项、协助患者穿衣、安置患者于舒适体位

整理用物

垃圾分类处理

洗手、医嘱记录

六步洗手法洗手、在护理执行单上和临时医嘱单上记录

理论点拨

操作目的

用于药物不能口服，不宜或不能采用静脉注射，且需迅速达到疗效。

注射原则

1.严格执行三查八对制度。

2.严格遵守无菌操作原则：

（1）选择合适的注射器和针头。

（2）药液要现用现配，应注意配伍禁忌。

（3）选择合适的注射部位。

（4）排尽空气防止意外。

正确选择注射部位

1.臀大肌

十字法：从臀裂顶点向左或向右画一条水平线，从髂嵴最高点，画一条垂直平分线，避开内下角，取外上1/4处为注射区。

联线法：尾骨与髂前上棘联线的外上1/3处。

2.臀中、小肌

三横指定位：以髂前上棘外侧三横指处为注射部位（注意用患者的手）。

食指中指定位法：将操作者的食指、中指指尖分别置于髂前上棘和髂嵴的下缘处，两指和髂嵴即构成一个三角区，食指与中指形成的角内为注射部位。

3.股外侧肌

取大腿中段外侧，位于膝上10 cm髋关节下10 cm，约7.5 cm宽处为注射部位。

4.三角肌

取上臂外侧，肩峰下2～3横指。此部位注射方便，但只能用于小量药液注射。

注意事项

1.注射部位选择肌肉较厚，离大神经、大血管较远的区域。应选择无炎症、化脓感染、硬结、瘢痕及皮肤病处进针。其中臀大肌最常用，对2岁以下的小儿，不宜选择臀大肌注射，因其臀大肌尚未发育好，注射时有损伤坐骨神经的危险，宜选择臀中肌、臀小肌注射。

2.注射应做到“两快一慢”：进针快、推药慢、拔针快。哭闹的幼儿注射时应做到“三快”，进针快、推药快、拔针快。

3.根据药液的量、黏稠度和刺激性的强弱选择合适的注射器和针头；如长期注射注射部位应交替更换，应选择细长针头，以避免或减少硬结的发生；如发生硬结，可进行热敷或理疗；不易吸收药物应选用长针头行深部注射，缓慢推注，拔针后局部按压，有硬结时热敷。

4.抗生素注射前必要时应做药物过敏试验，注意询问患者用药后的反应。

5.注射针刺入后若有血液回流，应立即拔针，重新更换注射部位。

6.两种以上药物注射时，应注意药物配伍禁忌。

7.切勿将针梗全部刺入，以防针梗从根部连接处断落，若发生针梗断落，应保持肢体不动，迅速用止血钳夹住断端取出，如全部埋入肌肉，可请外科医生取出。

8.病区内在同一时间里为多个患者进行肌内注射时可采用集中注射。

能力训练

1.要为一患者进行肌内注射青霉素时，怎样评估患者？

2.一个1.5岁婴儿高热39 ℃，为退热需肌内注射安痛定，注射部位应如何选择？

3.臀部大面积烧伤的患者，应怎样选择注射部位？

4.术后要求平卧的患者怎样选择注射体位？

5.给患者注射黏稠的药物，如黄体酮时，应如何选择注射器及针头？

6.一种刺激性强的药物和一种刺激性弱的药物同时注射应以什么顺序注射？

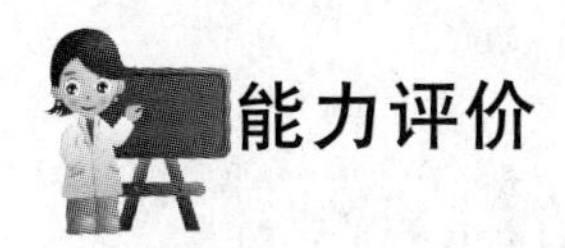

能力评价

操作评分标准

班级__________姓名__________学号__________成绩__________

项目		评价要点 （括号内的数字为各分项所占的分值）	分数	学生自评	小组评价	教师评价
操作前10分		护士仪表举止符合操作要求（2），戴口罩（2）	4			
		洗手（六步洗手法）	2			
		备齐用物、放置合理	2			
		解释目的、操作方法，及配合的语言、内容恰当	2			
操作中74分	安全舒适6分	注意保暖	2			
		患者体位正确	2			
		患者舒适	2			
	抽吸药液32分	核对医嘱（2）、注射卡（2）	4			
		检查药物（2）、无菌物品（2）	4			
		安瓿打开方法正确，消毒（2）、打开取用消毒液方法正确（2）	4			
		无污染打开（1）、蘸取（1）、不跨越无菌区（1）	3			
		拿取注射器正确、手法姿势正确（2），无污染（2）	4			
		抽药方法正确、手法姿势正确（2），无污染（2）	4			
		抽药不剩不漏（4）、剂量准确（2）	6			
		抽药后放置合理（1）、无污染（2）	3			
	注射36分	再次核对	2			
		正确选择注射部位（3），定位正确（3）	6			
		消毒皮肤范围（2）、方法正确（2），无污染（2）	6			
		排气手法正确（2），无污染（2）、无浪费（2）	6			
		进针稳准，角度（2）、深度（2）、方法正确（2）	6			
		注射前抽回血（2）、注药速度适宜（2）	4			
		关心患者，注意询问用药后反应（2）	2			
		拔针、按压方法正确	2			
		再次核对	2			
操作后8分		合理安置患者（1），整理床单位（1）	2			
		用物处理正确	2			
		洗手（2），记录（2）	4			
评价8分		动作准确操作规范（2），患者舒适无不良反应（2）	4			
		时间不超过 10 min，每超 30 s 扣 1 分，最多扣 4 分	4			
总分			100			

备注：出现严重污染或发现污染仍继续使用为不及格。

项目十九：静脉注射法

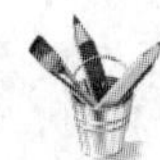

职业岗位能力分析

职业操作能力

1．观察能力

善于观察患者的具体特征和所处的状况：（1）患者的病情、年龄、性别、认知能力；（2）注射部位皮肤情况；（3）患者的血管情况；（4）操作环境，有无抢救仪器

2．动手能力

掌握以下操作技能：（1）药液抽吸手法；（2）持针手法；（3）进针手法和角度；（4）血管选择的方法；（5）止血带的扎法

3．计划能力

（1）物品准备齐全；（2）物品放置合理；（3）用物处理方法正确；（4）操作节时省力

4．分析能力

善于分析以下各项：（1）药物的药理作用及禁忌；（2）药物的不良反应；（3）患者疾病现状；（4）注射部位的选择；（5）用药后的观察要点

5．应变能力

能随机应对以下状况：（1）注射部位有瘢痕、伤口、患皮肤病时怎么办；（2）面对不合作或拒绝接受治疗的患者怎么办

6．创新思维能力

思考并实践真空采血器如何使用

职业学习能力

1．学会准确选择注射部位，并运用解剖学相关知识正确定位

2．掌握药物学相关理论知识，做好药物配伍禁忌的核对

3．掌握无菌操作的原则

4．掌握三查八对的查对制度

5．掌握静脉注射法的操作要点，学会静脉注射法操作

6．掌握医疗垃圾的分类处理方法

7．熟悉肌内注射法的操作步骤

8．操作中关心爱护患者，体现人性化护理

9．操作中掌握语言与非语言的沟通技巧，使患者得到满意的人性化护理

10．整个操作计划性强，能够做到一丝不苟

案例：内科一病区3床，李娜，22岁，医疗诊断：荨麻疹。

医嘱：10%葡萄糖10 ml+10%葡萄糖酸钙10 ml iv st。

护士接到医嘱后应该如何执行?

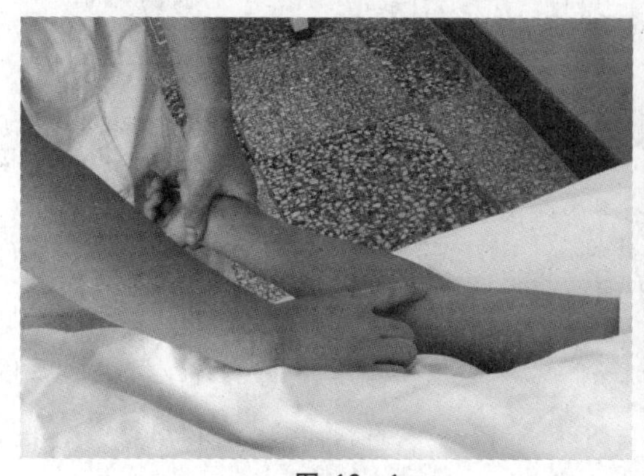

图 19－1

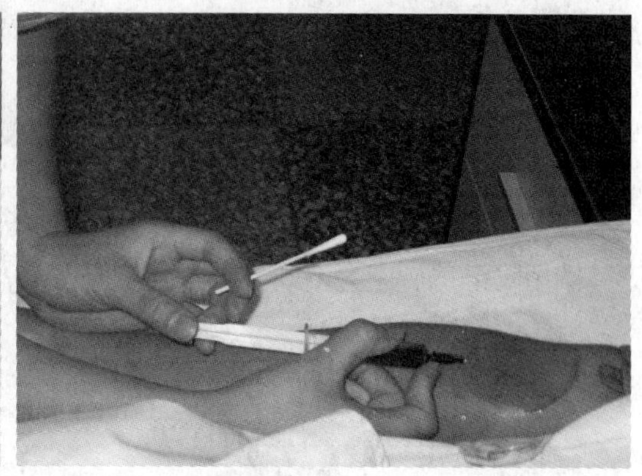

图 19－2

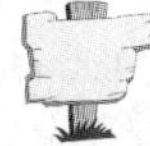

操作步骤

评估患者

- 询问患者的用药史、过敏史及治疗情况
- ↓ 患者的意识、病情、肢体活动能力
- ↓ 患者穿刺部位情况、静脉充盈度及血管壁弹性
- ↓ 患者对给药计划的了解、认识程度及合作程度

↓

操作者准备

- 仪表稳重、举止大方、态度认真，洗手，戴帽子、口罩

↓

环境准备

- 符合无菌操作要求，保护隐私（必要时拉上围帘）

↓

用物准备

- 注射盘、止血带、一次性垫巾
- ↓ 注射器：根据注入的药液量准备适当型号的注射器及针头
- ↓ 按医嘱准备药物

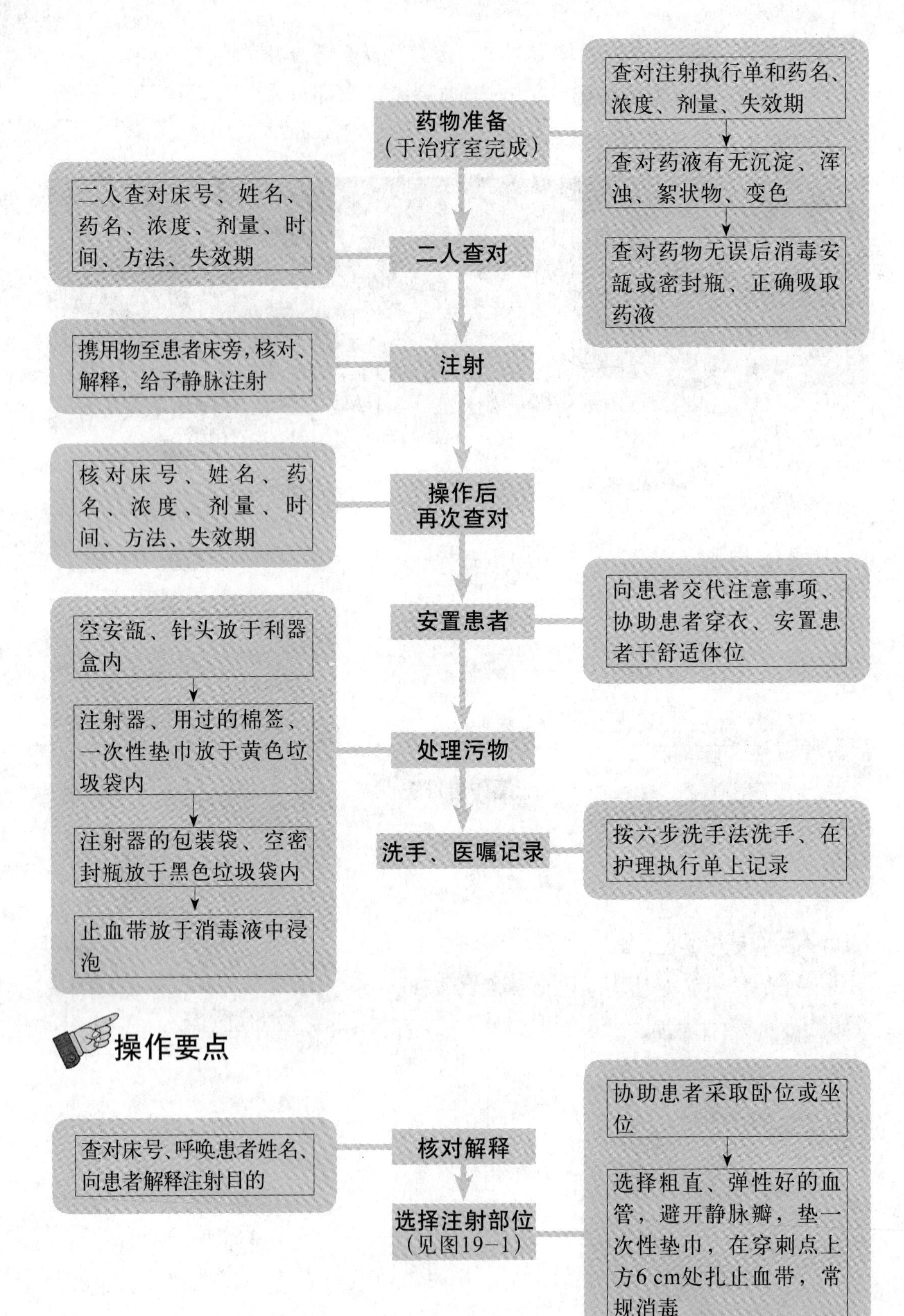
药物准备
（于治疗室完成）
查对注射执行单和药名、浓度、剂量、失效期
查对药液有无沉淀、浑浊、絮状物、变色
查对药物无误后消毒安瓿或密封瓶、正确吸取药液
二人查对床号、姓名、药名、浓度、剂量、时间、方法、失效期
二人查对
携用物至患者床旁，核对、解释，给予静脉注射
注射
核对床号、姓名、药名、浓度、剂量、时间、方法、失效期
操作后
再次查对
安置患者
向患者交代注意事项、协助患者穿衣、安置患者于舒适体位
空安瓿、针头放于利器盒内
注射器、用过的棉签、一次性垫巾放于黄色垃圾袋内
注射器的包装袋、空密封瓶放于黑色垃圾袋内
止血带放于消毒液中浸泡
处理污物
洗手、医嘱记录
按六步洗手法洗手、在护理执行单上记录

操作要点

查对床号、呼唤患者姓名、向患者解释注射目的
核对解释
选择注射部位
（见图19-1）
协助患者采取卧位或坐位
选择粗直、弹性好的血管，避开静脉瓣，垫一次性垫巾，在穿刺点上方6 cm处扎止血带，常规消毒

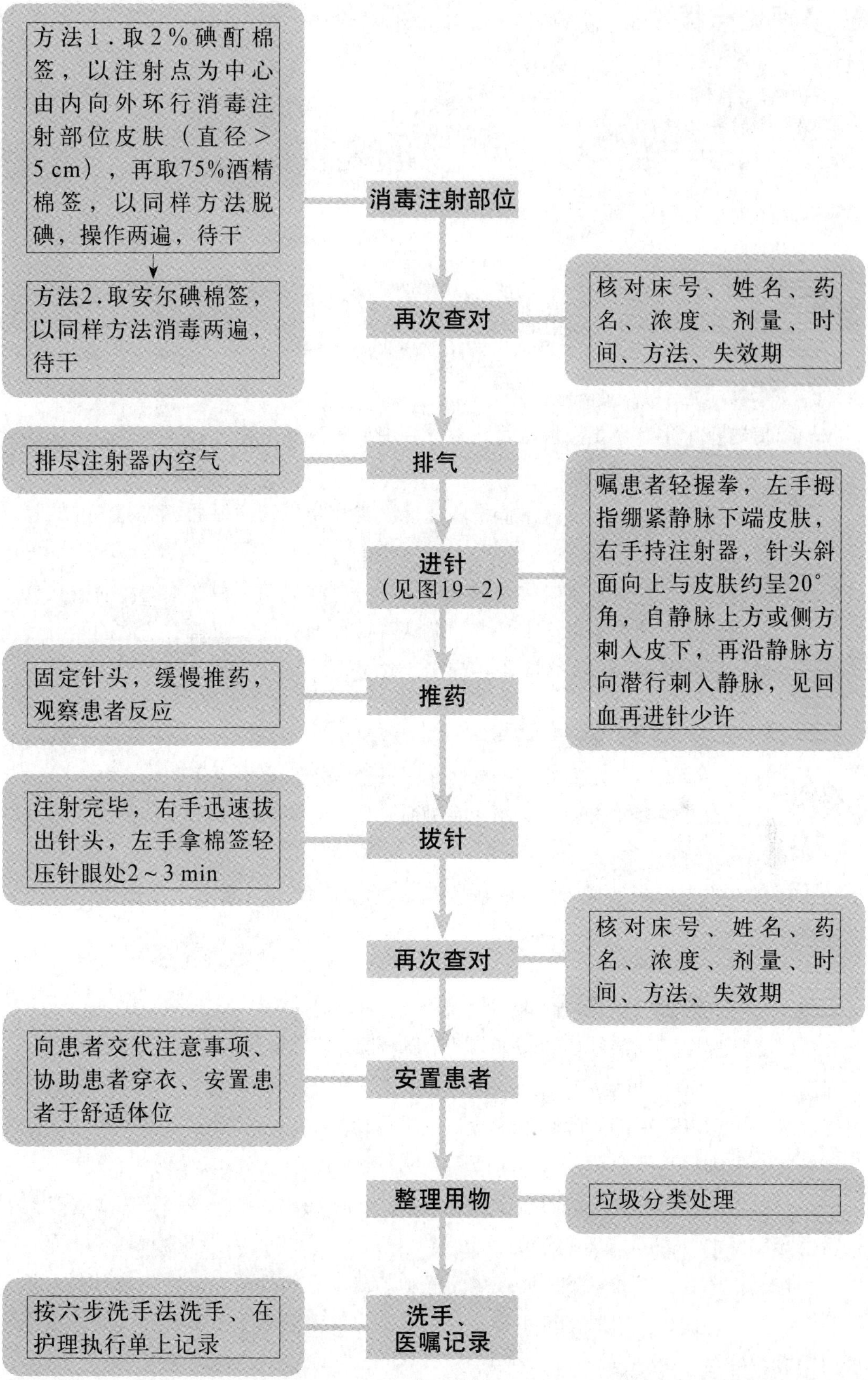

消毒注射部位
- 方法1.取2%碘酊棉签，以注射点为中心由内向外环行消毒注射部位皮肤（直径>5 cm），再取75%酒精棉签，以同样方法脱碘，操作两遍，待干
- 方法2.取安尔碘棉签，以同样方法消毒两遍，待干

再次查对
- 核对床号、姓名、药名、浓度、剂量、时间、方法、失效期

排气
- 排尽注射器内空气

进针（见图19-2）
- 嘱患者轻握拳，左手拇指绷紧静脉下端皮肤，右手持注射器，针头斜面向上与皮肤约呈20°角，自静脉上方或侧方刺入皮下，再沿静脉方向潜行刺入静脉，见回血再进针少许

推药
- 固定针头，缓慢推药，观察患者反应

拔针
- 注射完毕，右手迅速拔出针头，左手拿棉签轻压针眼处2～3 min

再次查对
- 核对床号、姓名、药名、浓度、剂量、时间、方法、失效期

安置患者
- 向患者交代注意事项、协助患者穿衣、安置患者于舒适体位

整理用物
- 垃圾分类处理

洗手、医嘱记录
- 按六步洗手法洗手、在护理执行单上记录

理论点拨

操作目的

1.注入药物治疗疾病。

2.补充能量。

3.注入造影剂作诊断性检查。

注射部位

常用的有贵要静脉、正中静脉、头静脉和手背、足背、踝部的浅静脉。

注意事项

1.长期静脉注射者要保护血管，有计划地使用静脉，由远心端到近心端选择血管进行注射。

2.根据药物性质及病情，掌握推药速度，观察患者及注射局部情况，并随时听取患者主诉。

3.注射对组织有强烈刺激的药物，应另备一盛有无菌生理盐水的注射器和头皮针，穿刺后，先注入少量生理盐水，确认针头在血管内，再接有药液的注射器进行注射，以防药液外溢于皮下组织而发生坏死。

静脉注射失败的原因

1.针头斜面一半在血管外，可有回血，部分药液溢出至皮下。

2.针头刺入较深，斜面一半穿破对侧血管壁，可有回血，部分药液溢出至深层组织。

3.针头刺入太深，穿破对侧血管壁，没有回血，药液注入深部组织，有痛感。

特殊患者的静脉穿刺要点

1.肥胖患者：肥胖者皮下脂肪较厚，静脉较深，难以辨认，但较固定。注射时，在摸清血管走向后由静脉上方进针，进针角度要稍加大（30°～40°）。

2.水肿患者：可沿静脉解剖位置，用手按揉局部，以暂时驱散皮下水分，使静脉充分显露后再行穿刺。

3.脱水患者：血管充盈不良，穿刺困难。可做局部热敷、按摩，等血管充盈后再穿刺。

4.老年患者：老人皮下脂肪较少，静脉易滑动且脆性较大，针头难以刺入或易穿破血管对侧。注射时，可用手指分别固定穿刺段静脉上下两端，再沿静脉走向穿刺。

能力训练

患者张杰，男性，56岁，需做肾盂造影。医嘱：静脉注射碘造影剂（30%泛影葡胺）1 ml，造影剂皮肤过敏试验阴性，你怎样完成这项任务？

1.从哪些方面评估患者？

2.怎样准备用物？

3.怎样选择注射部位？

4.怎样与患者交流？

5.用物如何处理？

6.操作过程中查对的时间及内容如何？

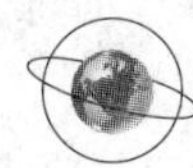

临床新技术、新方法

静脉真空采血法

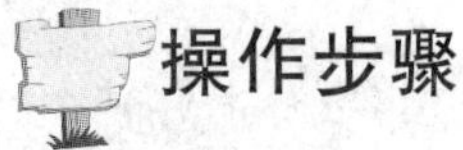

操作步骤

评估患者
- 询问患者的用药史、过敏史及治疗情况
- ↓ 患者的意识、病情、肢体活动能力
- ↓ 患者穿刺部位情况、静脉充盈度及血管壁弹性
- ↓ 患者对采血计划的了解、认识程度及合作程度

↓

操作者准备
- 仪表稳重、举止大方、态度认真，洗手，戴帽子、口罩

↓

环境准备
- 符合无菌操作要求，保护隐私（必要时拉上围帘）

↓

用物准备
- 注射盘、止血带、一次性垫布、真空采血器、持针器
- ↓ 按检验项目准备相应的真空采血器
- ↓ 将化验单编号贴于真空采血管

↓

二人查对
- 二人查对床号、姓名、采集目的

↓

采集血标本
- 携用物至患者床旁，核对、解释，采集血标本

↓

操作后再次查对
- 核对床号、姓名、采集目的

↓

安置患者
- 向患者交代注意事项、协助患者穿衣、安置患者于舒适体位

处理污物

- 针头放于利器盒内
- ↓ 注射器、用过的棉签放于黄色垃圾袋内
- ↓ 注射器的包装袋放于黑色垃圾袋内
- ↓ 止血带放于消毒液中浸泡

↓

洗手、医嘱记录

- 按六步洗手法洗手、在护理执行单上记录

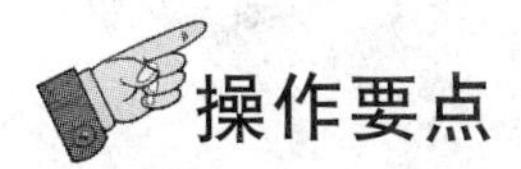

操作要点

查对

- 查对床号、呼唤患者姓名、向患者解释采集血标本目的

↓

选择穿刺部位

- 协助患者采取卧位或坐位
- ↓ 选择粗直、弹性好的血管，避开静脉瓣，垫一次性垫巾，常规消毒

↓

消毒穿刺部位

- 方法1：取2％碘酊棉签，以穿刺点为中心由内向外环行消毒注射部位皮肤（直径＞5 cm），再取75%酒精棉签，以同样方法脱碘，操作两遍，待干
- ↓ 方法2：取安尔碘棉签，以同样方法消毒两遍，待干

↓

二人查对

- 核对床号、姓名、采集目的

↓

穿刺进针

- 拧掉双向针白色护套，暴露针的后端（带弹性胶套的一端）；将双向针后端按顺时针方向拧入持针器中，在穿刺点上方6 cm处扎止血带，准备拔针棉球，嘱患者握拳左手绷紧皮肤，右手持真空采血针穿刺进针，斜面向上15°～30°

↓

再次查对

- 核对床号、姓名、采集目的

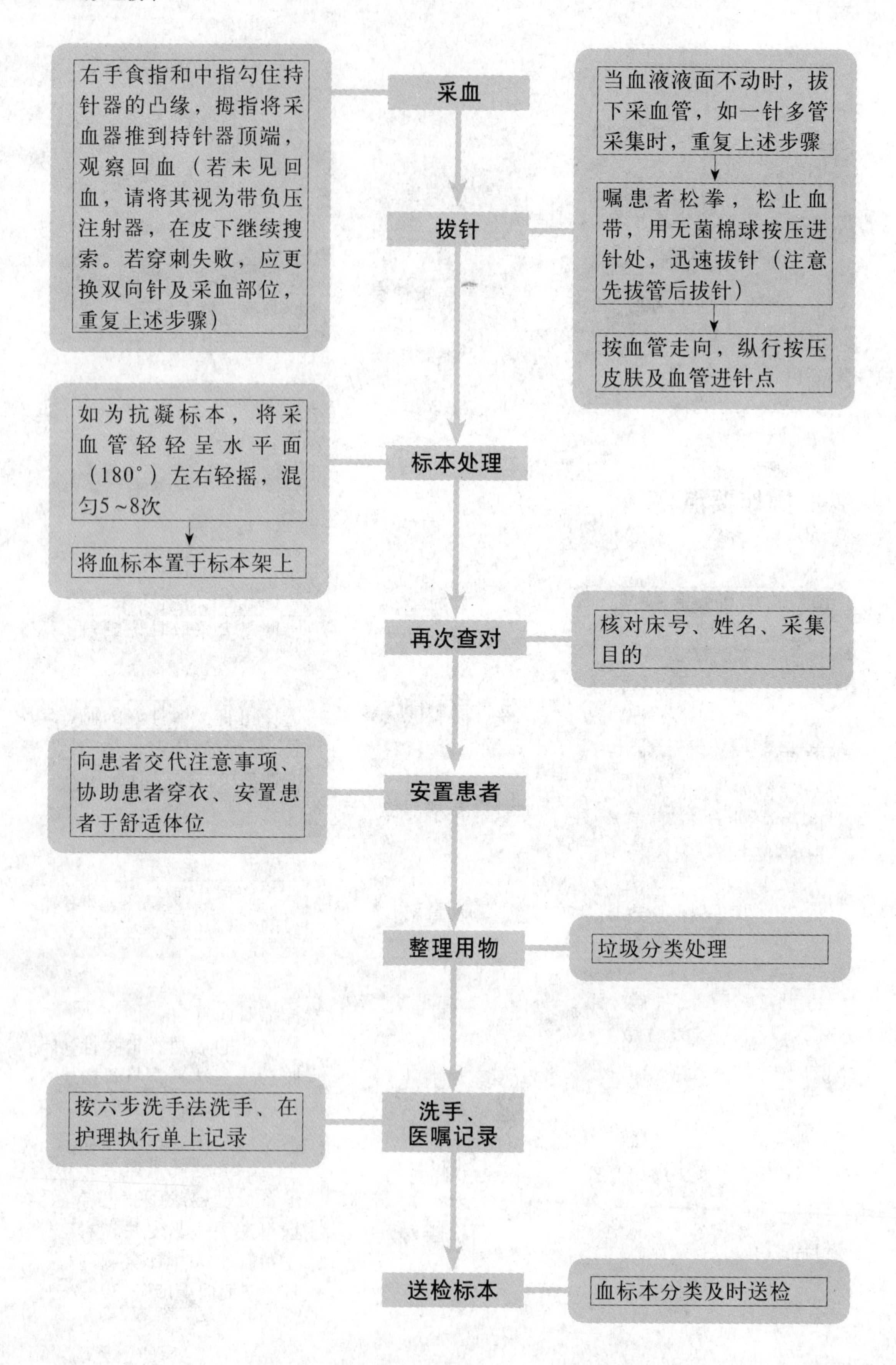
右手食指和中指勾住持针器的凸缘，拇指将采血器推到持针器顶端，观察回血（若未见回血，请将其视为带负压注射器，在皮下继续搜索。若穿刺失败，应更换双向针及采血部位，重复上述步骤）
采血
当血液液面不动时，拔下采血管，如一针多管采集时，重复上述步骤
嘱患者松拳，松止血带，用无菌棉球按压进针处，迅速拔针（注意先拔管后拔针）
拔针
按血管走向，纵行按压皮肤及血管进针点
如为抗凝标本，将采血管轻轻呈水平面（180°）左右轻摇，混匀5~8次
将血标本置于标本架上
标本处理
再次查对
核对床号、姓名、采集目的
向患者交代注意事项、协助患者穿衣、安置患者于舒适体位
安置患者
整理用物
垃圾分类处理
按六步洗手法洗手、在护理执行单上记录
洗手、医嘱记录
送检标本
血标本分类及时送检

理论点拨

操作目的

由静脉内抽取血液标本作生化检查。

静脉采血

采集血标本操作流程：

评估患者→护士准备→携物至床旁→查对→解释→扎止血带、握拳、选血管→消毒→查对→穿刺→采集所需量的血标本→松止血带、松拳→拔针→把血标本注入试管内→查对→整理用物→垃圾分类处理→洗手→记录

注意事项

1.采血前应核对检验项目，明确本采集要求，正确选择真空采血管。

2.当真空采血管插入双向针时，要固定好持针器，防止针头移动而刺破血管壁。

3.真空采血管的应用顺序为先用干燥管，再用抗凝管。

4.当抗凝管采集血标本后，立即将管子轻轻倒置，拔针后再轻轻摇动5～8次，使血液与抗凝剂充分混匀。

5.作生化检验，应在清晨空腹采血。

6.严禁在输液、输血的针头处抽取血标本，最好在对侧肢体采集。

7.连续为多个患者采血时，在为每一位患者采血前，采血者应进行手的消毒。

8.当血液液面不动时，拔下采血管；液面流动时，不可取下采血管；血量少会影响检验结果。

9.静脉注射时和采血时应先消毒，消毒液自然干燥后，再扎止血带，扎止血带时要避免太靠近消毒区。

项目二十：静脉输液法

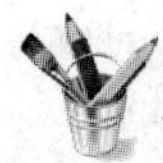

职业岗位能力分析

职业操作能力

1. 观察能力
善于观察病室环境，患者的病情、意识、年龄、有无水肿、心理状态及合作程度

2. 动手能力
能做到一次性排气手法正确，扎止血带方法正确，进针手法准确，操作熟练

3. 独立获取新知识、新技术能力
掌握一次性输液器如何使用

4. 计划能力
能事先做好计划和准备以确保物品准备齐全，物品放置合理，操作有序

5. 分析能力
遇到以下各种状况，能分析操作中的异同之处：(1) 给老年人、婴幼儿输液；(2) 为水肿、较胖患者输液；(3) 患者心肺肾功能不良；(4) 输入含钾药物、刺激性较强药物、血管活性药物等；(5) 严重脱水、血容量不足，心肺功能良好者；(6) 输入化疗药物

6. 应变能力
面对以下状况能做到随机应变，应付自如：(1) 液面过高或过低时；(2) 液体滴入不畅、溶液不滴时；(3) 需长期静脉输液的患者；(4) 患者出现发热、静脉炎、急性肺水肿、空气栓塞等输液反应时

7. 创新思维能力
善于思考，探寻更适合于静脉输液的新方法

职业学习能力

1. 明确治疗目的及给药途径，具备药物学及临床医学知识
2. 掌握操作方法及要领，熟悉操作步骤
3. 熟记查对制度，保证治疗安全
4. 掌握注射原则，具有无菌观念，并在操作中准确运用
5. 运用解剖学知识准确选择静脉，合理使用静脉
6. 学会静脉输液法，准确熟练完成，达到护理目的
7. 解决输液中的故障，具有输液反应及故障排除知识
8. 掌握记录方法
9. 熟知医源性污染物的处理
10. 尊重关心爱护患者，维护患者自尊，操作中体现人性化护理
11. 具备有效沟通能力、合作能力
12. 具有独立应对突发事件能力
13. 一丝不苟，保证患者安全

案例：6床，林伟，男 34岁，因腹泻、呕吐两天，诊断为急性胃肠炎。

医嘱：5%葡萄糖氯化钠加庆大霉素16 万u静脉滴注。

护士接到医嘱后应如何执行？

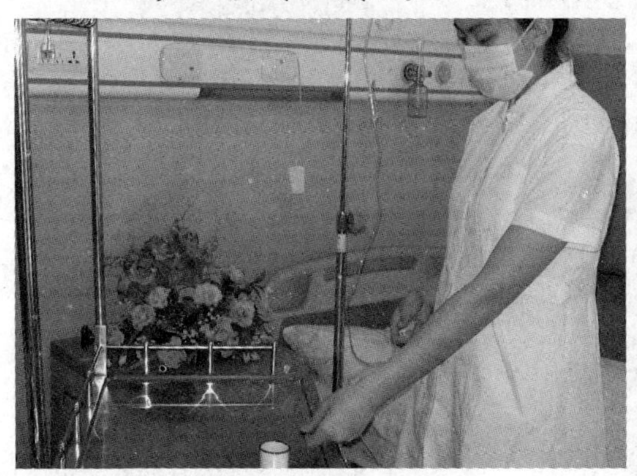

图 20－1

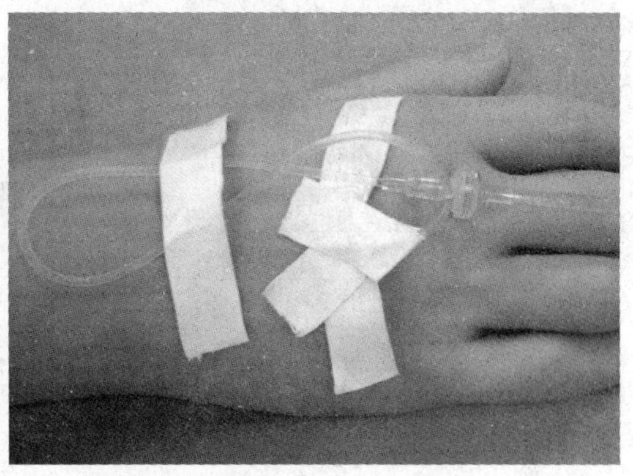

图 20－2

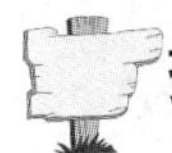

操作步骤

素质要求：仪表端庄，着装符合职业要求

评估患者：解释目的，检查穿刺部位皮肤、血管及肢体活动度，选择静脉；患者病情、意识状态、心理状态及配合程度；嘱患者排尿或排便、放置输液架

备齐用物：注射盘、药液、一次性输液器、一次性注射器、棉签、输液贴 → 瓶套、垫巾、止血带、止血钳、弯盘、洗手液；利器盒、泡止血带桶 → 医嘱或注射单、输液卡、输液巡视卡

配制药液：洗手、戴口罩；根据医嘱，核对输液卡；检查药液名称、浓度、剂量、失效期，检查药液质量，倒置药瓶检查有无浑浊、絮状物、沉淀（不少于10 s）；输液卡签字，倒贴于瓶上；套瓶套，消毒瓶口，加药液；检查输液器包装、质量、失效期；插入输液瓶，关闭调节器，整理用物 → 二人查对

- **准备穿刺**：核对床号、患者姓名，告知患者准备输液；挂输液瓶，一次排气成功，不浪费药液；放置垫巾，扎止血带，选择静脉；松止血带，消毒皮肤，备输液贴 → 扎止血带，再次消毒；二次排气，检查无气泡
- **穿刺固定**：再次核对药液、患者姓名，取下针套，嘱患者握拳；穿刺见回血，进针少许；松止血带、松拳、松调节器；固定针翼、穿刺处、输液管；调节滴速，计时15 s，滴数乘以4得出滴速 → 第三次核对药液、患者姓名，交代注意事项
- **整理记录**：安置患者于舒适体位，垃圾分类处理；洗手，记录输液时间、量、滴速、签字
- **加强巡视**：听取患者主诉，观察液体滴速，穿刺局部有无渗液、红肿及全身反应；液体是否滴完，及时换液
- **输液完毕**：核对医嘱、药液、患者姓名；轻揭粘贴胶布、关闭调节器；左手轻按穿刺处胶贴，右手快速拔针，嘱患者按压2～3 min；输液器按医用垃圾处理，洗手

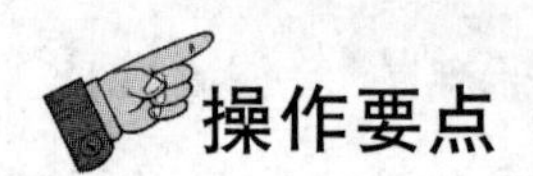

操作要点

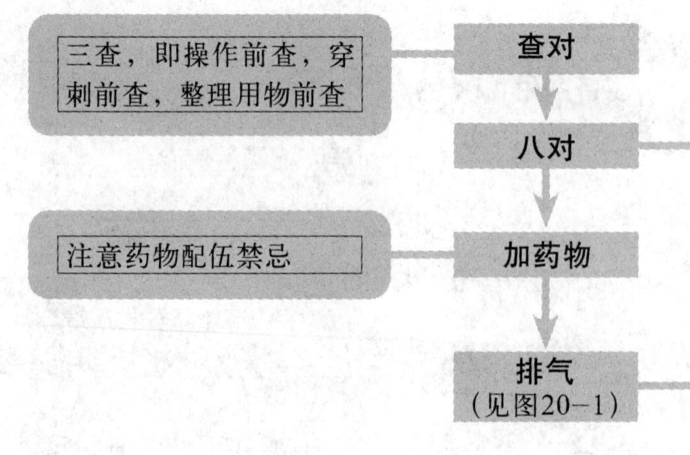

- **查对**：三查，即操作前查，穿刺前查，整理用物前查
- **八对**：床号、姓名、药名、浓度、剂量、方法、时间、失效期
- **加药物**：注意药物配伍禁忌
- **排气**（见图20–1）：反折并提高滴管下端输液管，挤压滴管，使溶液流至滴管1/3～1/2，同时缓慢放低滴管下端输液管，稍松调节器，使液体顺输液管缓慢下降，直到排尽导管和穿刺针头内的空气

选择静脉：选择粗直、光滑的周围静脉，避开关节处静脉，扎止血带的松紧以能阻断静脉血流又不至于影响动脉血流为宜

↓

穿刺、固定（见图20–2）：三松，即松止血带、松拳、松调节器；三固定，即针翼、穿刺处、输液管

↓

及时换液：需要连续输液更换输液瓶时，应去除铝盖中心部，消毒瓶塞，依次拔出通气管和输液管，观察溶液通畅后，方可离去

↓

拔针按压：输液完毕，除去胶布，关闭调节器，用消毒棉签按压穿刺点上方，迅速拔针，嘱患者按压2～3 min，止血即可，协助患者取舒适体位

↓

用物处理：所用物品按垃圾分类处理

理论点拨

操作目的

1.补充水和电解质，维持酸碱平衡。

2.补充营养，供给热能。

3.输入药物，治疗疾病。

4.增加血容量，维持血压。

注意事项

1.严格执行无菌操作和查对制度。

2.根据病情需要，有计划地安排输液顺序，注意药物配伍禁忌。

3.需长期输液者，要注意保护和合理使用静脉。

4.输液前应排尽输液管及针头内空气，及时更换液体，防止空气栓塞。输液过程中应加强巡视，并耐心听取患者的主诉。

5.需24 h连续输液者，应每天更换输液器。

常用药液

5%～10%葡萄糖溶液、0.9%氯化钠、5%葡萄糖氯化钠、复方氯化钠、5%碳酸氢钠、20%甘露醇、低分子右旋糖酐和氨基酸等静脉高营养液。

输液速度

1.根据患者的病情、年龄、药物性质及心肺肾功能状况调节滴速。一般成人40～60滴/min，儿童20～40滴/min。

2.对心、肺、肾功能不良者，老年体弱者、婴幼儿输入刺激性较强的药物、含钾药物、高渗性药物或血管活性药物等，务必谨慎，减慢滴速20～40滴/min。

3.对严重脱水、血容量不足，心肺功能良好者，输液速度可适当加快。

4.嘱咐患者及家属勿随意调节滴速，注意保护输液部位。

输液故障及排除法

溶液不滴	原因	处理方法
	针头滑出血管外	重新穿刺
	针头斜面紧贴血管壁	调整针头位置
	针头堵塞	重新穿刺
	压力过低	提高输液瓶位置
	静脉痉挛	热敷注射部位上端血管

滴管内液面过高

从输液架上取下输液瓶并倾斜，使插入瓶内的针头露出液面，待溶液缓慢流下，直至滴管液面露出1/2，再将输液瓶挂于输液架上，继续进行滴注。

滴管内液面过低

夹紧下端输液管，挤压滴管，迫使液体充满滴管1/2~2/3液体后再恢复输液。

滴管内液面自行下降

检查输液装置有无漏气和裂隙情况存在，必要时更换输液器。

输液速度计算方法

已知每小时输液量，计算每分钟滴数：

$$每分钟滴数 = \frac{每小时输入量 \times 15滴}{60\ min}$$

已知每分钟滴数，计算每小时输入量：

$$每小时输入量 = \frac{每分钟滴数 \times 60\ min}{15滴}$$

注：1 ml = 15滴。

输液反应（发热反应）

多发生于输液后数分钟至一小时，表现为发冷、寒战和发热。轻者体温在38 ℃左右，于停止输液后数小时内体温恢复正常；重者初起寒战，继之体温可达40 ℃以上，伴恶心、呕吐、头痛、脉速等症状。

肺循环负荷过重（肺水肿）

肺水肿常与输液速度过快、输入液量过多有关。患者在输液过程中，突然出现呼吸困难，气促、咳嗽、咯粉红色泡沫样痰，严重时泡沫痰液从口鼻涌出，两肺可闻及湿罗音。

静脉炎

患者输液部位沿静脉走向出现条索状红线，局部组织发红、肿胀、灼热、疼痛，有时伴有畏寒、发热等全身症状。

空气栓塞

胸部异常不适或胸骨后疼痛，随即出现呼吸困难、严重发绀，伴濒死感，心前区听诊可闻及响亮的、持续的“水泡声”。

能力训练

1.护士巡视病房时，发现患者静脉输液的溶液不滴，挤压时感觉输液管有阻力，松手时无回血，请考虑出现了什么情况？如何处理？

2.患者，72岁，男性，因大叶性肺炎、慢性支气管炎入院治疗。护士在为患者输液过程中需要综合考虑哪些因素？注意什么？为什么？

3.护士为患者进行化疗药物治疗时，穿刺部位出现肿胀、苍白、疼痛，输液不畅，请判断患者出现了什么情况？需要如何处理？如何防范？

4.患者李某，每日静脉输液量约为1000 ml。今晨输液1 h后，患者突然面色苍白、呼吸困难、气促、咳嗽，咯血性泡沫样痰。请分析患者可能发生了什么情况？需要采取何种体位，为什么？是否需要吸氧，与一般吸氧有何不同？

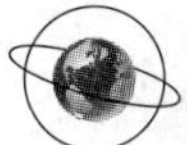

临床新技术、新方法

（一）套管针输液法

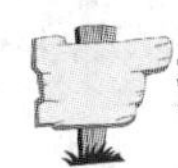

操作步骤

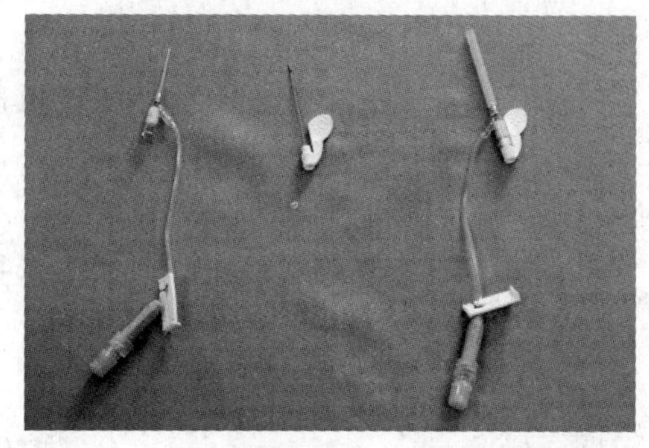

图 20－3

素质要求：着装符合要求、仪表端庄

↓

评估患者：解释输液目的、方法、配合要点；病情、意识状态、心理状态、配合程度；穿刺部位皮肤、血管状况，肢体活动度；嘱患者排尿或排便

↓

操作者准备：洗手，戴口罩

↓

用物准备：基础注射盘、一次性输液器、套管针（见图20－3）、肝素帽或可来福接头、透明贴膜、肝素溶液、无菌手套、一次性注射器，垫巾、止血带、瓶套、砂轮、弯盘、洗手液，注射单、输液卡，利器盒、泡止血带桶

↓

检查药液：核对注射单、查对药名、浓度、剂量、失效期 → 瓶口有无松动、瓶体有无裂痕；倒置溶液瓶，对光检查有无浑浊、絮状物、沉淀（不少于10 s） → 输液卡签字，倒贴于输液瓶上

↓

配制药液：套瓶套、启瓶盖、消毒瓶口、按医嘱加药 → 检查一次性输液器（质量、失效期）；插入药瓶、关闭调节器

↓

二人查对

↓

核对解释：携物至床旁，核对、解释

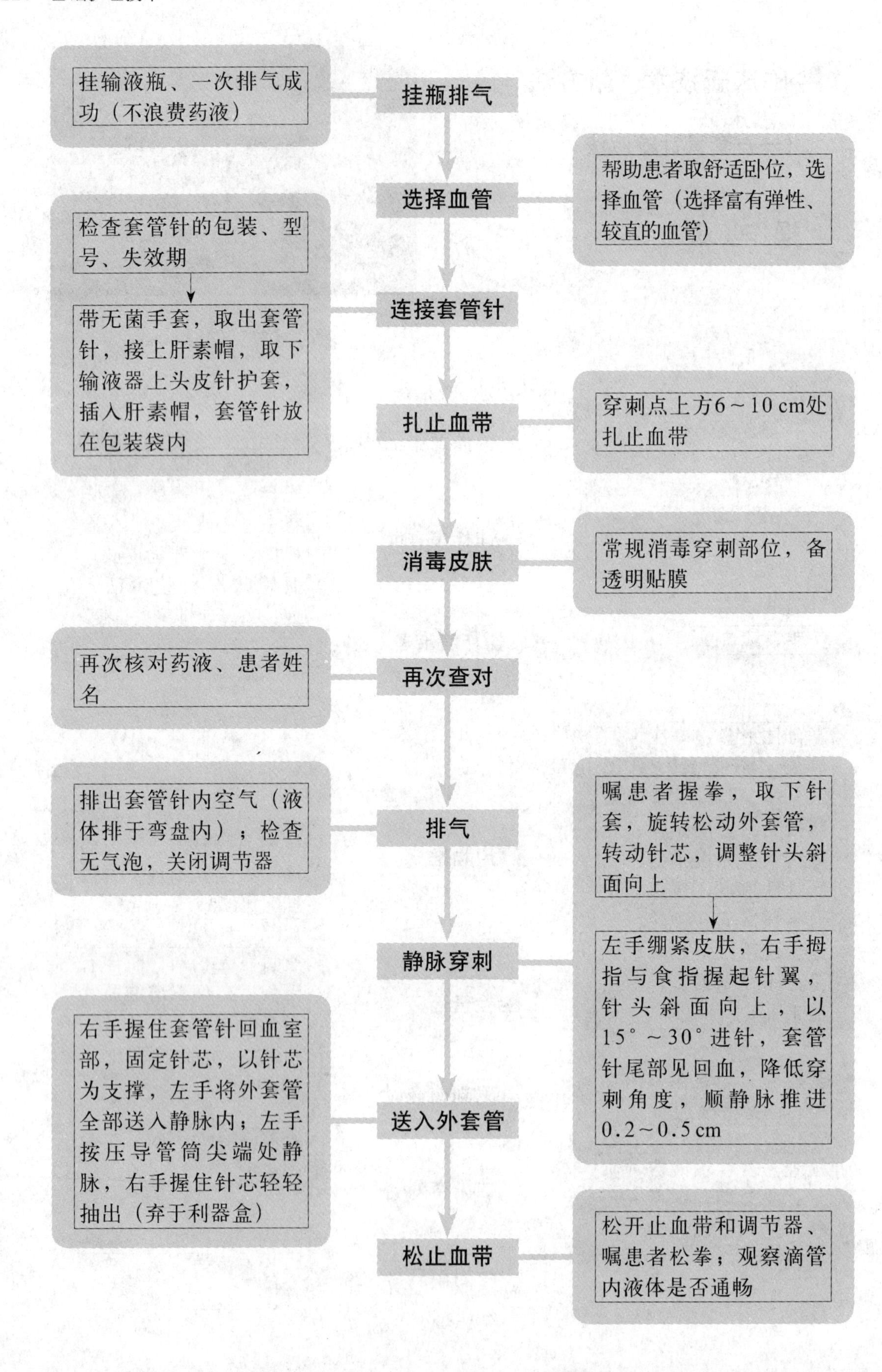

挂瓶排气
挂输液瓶、一次排气成功（不浪费药液）
选择血管
帮助患者取舒适卧位，选择血管（选择富有弹性、较直的血管）
连接套管针
检查套管针的包装、型号、失效期
带无菌手套，取出套管针，接上肝素帽，取下输液器上头皮针护套，插入肝素帽，套管针放在包装袋内
扎止血带
穿刺点上方6～10 cm处扎止血带
消毒皮肤
常规消毒穿刺部位，备透明贴膜
再次查对
再次核对药液、患者姓名
排气
排出套管针内空气（液体排于弯盘内）；检查无气泡，关闭调节器
静脉穿刺
嘱患者握拳，取下针套，旋转松动外套管，转动针芯，调整针头斜面向上
左手绷紧皮肤，右手拇指与食指握起针翼，针头斜面向上，以15°～30°进针，套管针尾部见回血，降低穿刺角度，顺静脉推进0.2～0.5 cm
送入外套管
右手握住套管针回血室部，固定针芯，以针芯为支撑，左手将外套管全部送入静脉内；左手按压导管筒尖端处静脉，右手握住针芯轻轻抽出（弃于利器盒）
松止血带
松开止血带和调节器、嘱患者松拳；观察滴管内液体是否通畅

固定：用透明贴膜固定套管针，取一条输液贴固定套管针分叉处，再取一条输液贴固定头皮针和输液管，在透明贴膜上注明置管日期、时间

↓

调节滴速：成人40～60滴/min，儿童及老人20～40滴/min

↓

再次查对

↓

整理用物：取出垫巾，止血带消毒处理

↓

安置患者：协助患者取舒适卧位，并交代注意事项

↓

记录：在输液卡上记录输液时间、滴速、穿刺部位，并签名

↓

观察：听取患者主诉，液体滴速，穿刺部位有无渗出、红肿，液体的量，及时更换液体

↓

封管：暂停输液时，关闭调节夹，将输液头皮针从肝素帽中拔出，常规消毒肝素帽 → 将肝素溶液缓慢注入肝素帽2～5 ml（边推药边退针），退出针头，胶布固定套管针分叉处于皮肤上

↓

再次输液：常规消毒肝素帽的橡胶塞，先推注5～10 ml生理盐水冲管，再将静脉输液针插入肝素帽内，进行输液；每次输液前后检查穿刺部位及静脉走向有无红、肿、热、痛及静脉硬化，询问患者有无不适

↓

拔管按压：停止输液时，先揭去小胶布，再揭开输液固定贴膜，将无菌棉签置于穿刺点前方，迅速拔出套管针，按压

↓

整理用物：整理病床，患者体位舒适，正确处理输液器及针头

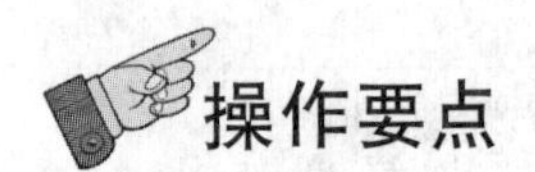

操作要点

认真查对：查对药液、套管针质量、包装、失效期；核对患者床号、姓名

严格无菌操作：连接套管针、消毒穿刺部位、透明贴膜固定，再次输液时，均需注意严格无菌操作

静脉选择：选择弹性好、走向清晰，避开关节，便于置管

连接套管针与输液器：打开套管针，手持外包装将肝素帽对接在套管针的侧管上取下，输液器头皮针护套插入肝素帽内

穿刺：取下针套，旋转松动外套管，转动针芯，调整针头斜面向上；左手绷紧皮肤，右手拇指与食指握起针翼，针头斜面向上，以15°～30°进针，套管针尾部见回血，降低穿刺角度，顺静脉推进0.2～0.5 cm

送入外套管：右手握住套管针回血室部，固定针芯，以针芯为支撑，左手将外套管全部送入静脉内，左手固定针翼，右手握住针芯轻轻抽出

置管时间：穿刺固定完毕，应注明置管时间，一般可保留3～5天

观察：听取患者主诉，观察液体滴速，穿刺部位有无渗出、红肿，液体的量，及时更换液体

封管：将输液头皮针从肝素帽中拔出，常规消毒肝素帽；将肝素溶液缓慢注入肝素帽2～5 ml，边推药边退针。可确保正压封管

理论点拨

静脉留置针输液适用患者

长期静脉输液、年老体弱、血管穿刺困难的患者。

静脉留置针的优点

静脉留置针又称为套管针。其优点有：

①保护患者静脉，避免反复穿刺点痛苦；②随时保持通畅的静脉通道，便于急救和给药，可用于静脉输液、输血、动脉及静脉抽血等。

不宜选择的穿刺部位

关节处、静脉变硬处，已有输液渗漏、静脉炎、血肿处，有静脉曲张影响血液循环的部位，手术同侧肢体及患侧肢体静脉，不可在同一部位反复进行穿刺。

肢体保护

使用时注意保护有套管针的肢体，尽量避免肢体下垂，以防血液回流受阻。

封管方法

边推药边退针，可确保正压封管，避免空气进入。若使用可来福接头，则不需要封管，因其能维持正压状态。

封管的作用

可以保证静脉输液管道的通畅，并可以将残留的刺激性药液冲入血流，避免刺激局部血管。

常用的封管液

稀释肝素溶液，每毫升生理盐水含肝素10～100 u，每次用量2～5 ml。

（二）输液泵的应用

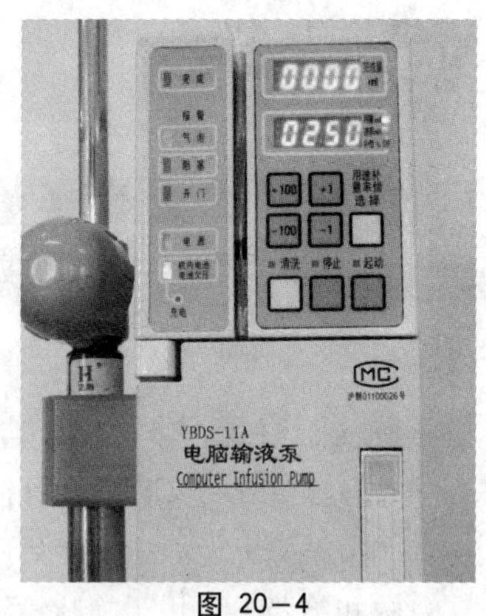

图 20-4

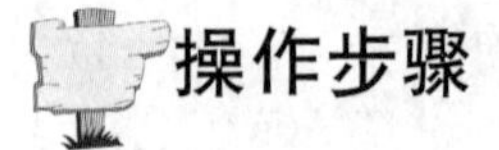

操作步骤

将输液泵固定于输液架上（见图20-4）

↓

接通电源，打开电源开关

↓

按常规排尽输液管内的空气、穿刺

↓

打开“泵门”，将输液管放置在输液泵的管道槽中，关闭“泵门”

↓

设定每毫升滴数，以及输液量限制

↓

确认输液泵设置无误后，按压“开始/停止”键，启动输液

↓

当输液量接近预先设定的“输液量限制”时，“输液量显示”键闪烁，提示输液结束

↓

按压“开关”键，关闭输液泵，打开“泵门”，取出输液管

理论点拨

输液泵的临床作用

输液泵是机械或电子的输液控制装置，它通过作用于输液管达到控制输液速度的目的。常用于需要严格控制输入液量和药量的情况，如在应用升压药物、抗心律失常药物、婴幼儿静脉输液和静脉麻醉时。

输液泵的分类及特点

按输液泵的控制原理可将其分为活塞型注射泵与蠕动滚压型输液泵两类。后者又可以分为容积控制型（ml/h）和滴数控制型（滴/min）。

（1）容积控制型输液泵：指测定实际输入的液体量，不受溶液的浓度、黏度及导管内径的影响，输注剂量准确。速率调节幅度为1 ml/h，速率控制范围为1～90 ml/h。实际工作中只需要选择所需输液的总量及每小时的速率，输液泵便会自动按设定的方式工作，并能自动进行各参数的监控。

（2）滴数控制型输液泵：利于控制输液的滴数，调整输入的液体量，可以准确计算滴数。但因滴数的多少受输注溶液的黏度、导管内径的影响，故输入的液体量不够准确。

（3）活塞型注射泵其特点是输注药液流速平稳、均衡、精确，速率调节幅度为0.1 ml/h，而且体积小，充电系统好、便于携带，便于急救中使用。

多用于危重患者、心血管疾病患者及患儿的治疗与抢救。也应用于注入避光的或半衰期极短的药物。

使用输液泵的注意事项

（1）护士应了解输液泵的工作原理，熟练掌握其使用方法。

（2）在使用输液泵控制输液过程中，护士应加强巡视。如出现报警，应查找可能的原因；如有气泡、输液管堵塞或输液结束等，应及时给予处理。

对患者进行正确指导

（1）告知患者，护士不在场的情况下，一旦输液泵出现报警，应及时打信号灯求助护士，以便及时处理出现的问题。

（2）患者、家属不要随意搬动输液泵，防止输液泵电源线因牵拉脱出。

（3）患者输液肢体不要剧烈活动，防止输液管道被牵拉脱出。

（4）告知患者，输液泵内有蓄电池，如需如厕，可以打信号灯请护士帮忙暂时拔掉电源线，返回后再重新插好。

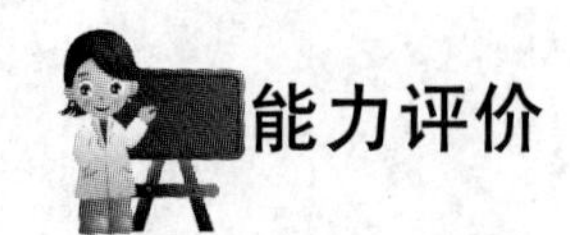

能力评价

操作评分标准

班级＿＿＿＿＿＿姓名＿＿＿＿＿＿学号＿＿＿＿＿＿成绩＿＿＿＿＿＿

项目		评价要点 （括号内的数字为各分项所占的分值）	分数	学生自评	小组评价	教师评价
操作前16分	素质要求4分	仪表端庄，衣（1）、帽（1）、头发（1）、指甲（1）整洁	4			
	评估4分	解释目的（1）、选择静脉（1） 排便（1）、放置输液架（1）	2 2			
	用物8分	洗手（1）、戴口罩（1），核对医嘱（1）、检查药液（1） 备齐用物（缺一项扣1分）	4 4			
操作中70分	配液14分	根据医嘱、核对输液卡（2），检查药液质量、讲明内容（2） 记录输液卡，倒贴于瓶上（1） 套瓶套（1），消毒方法正确（2） 检查输液器（1），插入药瓶正确（1） 关调节器（1），整理（1），二人核对（2）	4 1 3 2 4			
	准备穿刺25分	携物至床旁，核对（1）、解释（1）态度亲切 挂输液瓶，一次排气成功（4） 协助患者摆体位（1），置垫巾（1） 扎止血带的方法正确（1） 静脉选择正确（2），松止血带（1） 消毒方法、范围正确（4），准备输液贴（2） 扎止血带方法、部位正确（2），不污染（1） 二次排气检查无气泡（2），不浪费药液（1）、液面高度合适（1）	2 4 2 1 3 6 3 4			
	输液22分	再次核对药物，呼唤患者（1）、嘱握拳（1） 进针稳、准（2），方法正确（2），角度正确（2） 成功（4）（不成功的扣4分）、三松（3） 固定针头（2）、调节滴速（1） 再次核对（1）、交代注意事项（3）	2 6 7 3 4			
	整理6分	安置患者（1）、处理用物（1）、洗手（1） 记录时间、滴速、签字（3）	3 3			
	观察3分	听取患者主诉（1），观察液体滴速（1） 穿刺局部有无渗液、红肿及全身反应（1），及时更换液体	2 1			
操作后7分	拔针整理7分	解释（1）、再次核对药液、患者姓名（1） 关闭调节器（1）快速拔针（1） 嘱患者按压2～3 min（1）、安置患者，处理用物（1）、洗手（1）	2 2 3			
评价7分		无菌观念强（2）、整个操作顺序合理（1） 操作熟练（1）、遇到故障能迅速正确排除（1） 操作中注意与患者沟通（2）	3 2 2			
总分			100			

备注：1.出现感染未发现或发现污染继续操作为不及格；2.有气泡未发现为不及格。

项目二十一：氧气吸入法

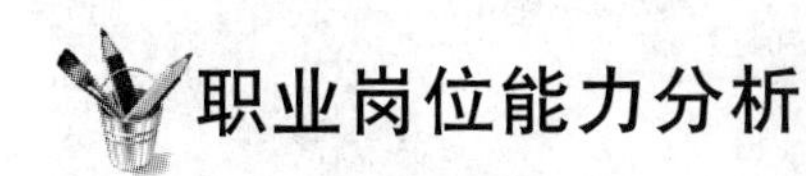

职业岗位能力分析

职业操作能力

1．观察能力
善于观察病室环境，患者的病情、意识、年龄、鼻腔有无异常、是否通畅，心理状态及合作程度

2．动手能力
做到正确安装流量表，准确调节流量，插入吸氧管或鼻塞手法正确，操作熟练

3．独立获取新知识、新技术能力
学习并掌握一次性吸氧管、鼻塞的使用方法

4．计划能力
做好计划和准备，确保物品准备齐全，放置合理，操作有序

5．分析能力
遇到以下不同状况，善于分析如何调整操作：（1）鼻中隔偏曲、一侧鼻腔狭窄、鼻腔有肿瘤；（2）轻、中、重度缺氧患者的氧流量；（3）吸氧时患者的体位；（4）急性肺水肿患者吸氧；（5）持续吸氧的患者

6．应变能力
面对下列状况能随机应变，应付自如：（1）吸氧中途改变氧流量；（2）患者缺氧改善不明显

职业学习能力

1．明确操作目的及吸氧适应症，具备临床医学知识
2．熟悉缺氧程度临床表现及吸氧浓度
3．掌握操作方法及要领，熟悉操作步骤，保证氧疗安全
4．学会吸氧法操作，准确熟练完成，达到护理目的
5．掌握记录方法
6．熟知医源性污染物的处理
7．尊重关心爱护患者，维护患者自尊，操作中体现人性化护理
8．具备有效沟通能力、合作能力
9．具有独立应对突发事件能力
10．一丝不苟，保证患者安全

案例：5床，李文辉，男，65岁，因慢性支气管炎，肺部感染入院。

体检：气促，不能平卧，痰液黏稠呈黄色，不易咳出。

医嘱：低流量持续吸氧，护士接到医嘱后如何执行？

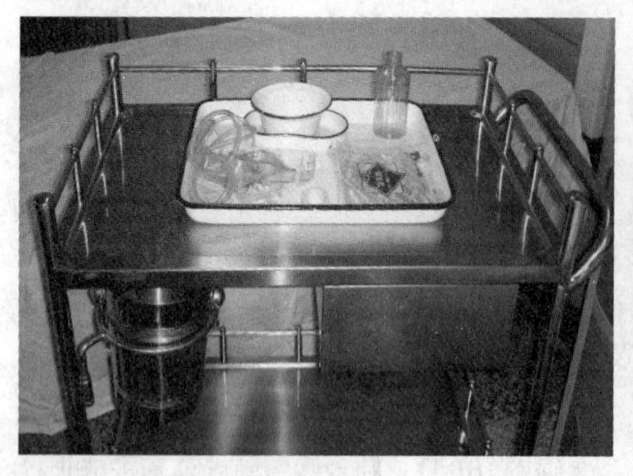

图 21－1

图 21－2

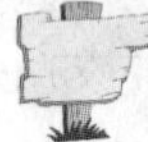

操作步骤

素质要求：仪表端庄，衣、帽、头发、指甲整洁

↓

评估患者：解释目的、检查鼻腔

↓

备齐用物（见图21－1）：治疗盘，一次性吸氧管、治疗碗（内盛冷开水）、给氧记录单、棉签

↓

床前准备：

- 洗手、戴口罩
- ↓ 携物至床旁，查对床号、姓名
- ↓ 将流量表定位
- ↓ 插入插座，湿化瓶内盛1/3或1/2无菌蒸馏水，与流量表旋紧
- ↓ 检查吸氧管包装及失效期，取出吸氧管与流量表出口接头相连
- ↓ 用手指分别轻压患者两侧鼻翼，检查并询问有无疼痛，检查患者鼻腔是否通畅，用棉签清洁鼻腔

↓

给氧：

- 右手调流量，左手持氧气管放入治疗碗内或贴近操作者面部，检查管路是否通畅
- ↓ 将鼻塞或双侧鼻导管轻轻置于鼻孔处，调节固定带或固定于床上（见图21－2）
- ↓ 记录用氧时间、流量、签字

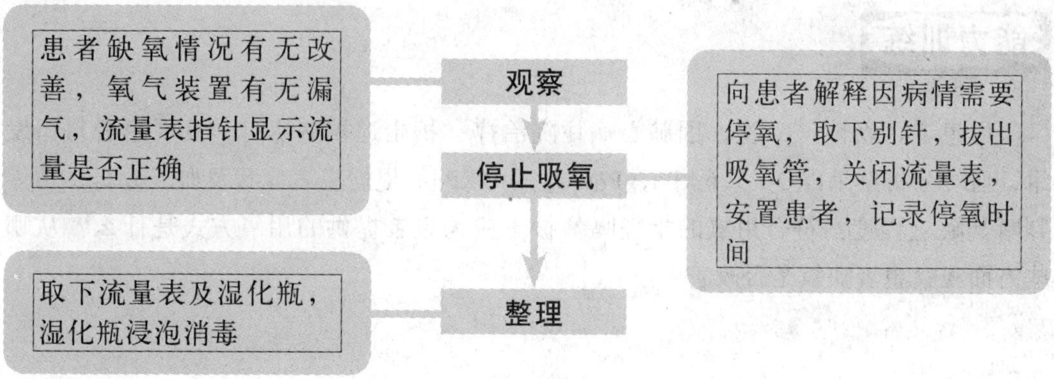

观察：患者缺氧情况有无改善，氧气装置有无漏气，流量表指针显示流量是否正确

停止吸氧：向患者解释因病情需要停氧，取下别针，拔出吸氧管，关闭流量表，安置患者，记录停氧时间

整理：取下流量表及湿化瓶，湿化瓶浸泡消毒

理论点拨

操作目的

纠正缺氧，促进代谢，提高动脉血氧分压，维持机体生命活动。

氧气吸入适应症

1.肺活量减小。

2.心肺功能不全。

3.各种中毒引起的呼吸困难。

4.昏迷患者。

5.某些外科手术前后、大出血休克的患者以及分娩时产程过长或胎心音不良等。

供氧方法

严格遵守操作规程，注意安全用氧，切实做好“四防”，即防震、防火、防热、防油。

注意事项

1.使用氧气时，应先调节流量而后应用；停用时先拔出鼻导管，再关闭氧气开关；中途改变流量时，先将氧气和鼻导管分离，调节好流量后再接上。

2.在用氧过程中注意观察，根据患者表现及血气分析来衡量氧疗效果，从而选择适当的用氧浓度。

3.持续鼻导管给氧者，每周更换鼻导管两次以上；使用鼻塞、头罩者每天更换一次；使用面罩者每48小时更换一次。

4.注意氧气筒内不可用尽，对未用或已用空的氧气筒，应分别悬挂“满”或“空”的标志。

能力训练

1.患者，女性，65岁，因肺心病住院治疗。护士巡视病房时，发现患者口唇发绀，血气分析结果PaO_2 5.6 kPa，$PaCO_2$ 9.3 kPa。根据患者症状及血气分析，请你判断其缺氧程度？符合用氧的指征吗？护士应为患者提供的用氧方式是什么？从哪些方面观察患者缺氧是否改善？

2.患者，65岁，入院确诊为肺源性心脏病，伴心力衰竭。护士配合医生进行抢救，该患者需给予的吸氧方式是什么？为什么？给氧过程中应注意什么？

3.不同程度缺氧的临床表现有哪些？对缺氧和二氧化碳潴留同时存在的患者应如何给氧？为什么？

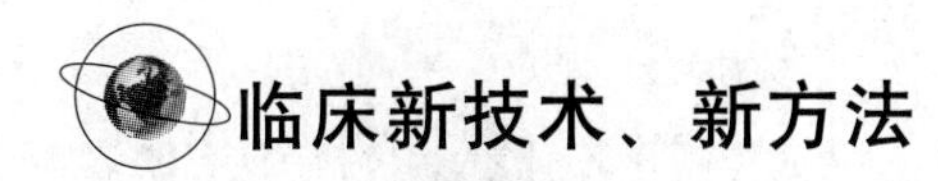

临床新技术、新方法

（一）中心供氧装置

医院氧气集中由中心供氧站提供。中心供氧站通过管道将氧气输送至各病区床单位、门诊、急诊科。中心供氧站通过总开关进行管理，各用氧单位在墙壁的管道出口处连接特制的流量表，以调节氧流量，使用迅速而方便。

（二）家庭供氧方法

随着便携式供氧装置的面世和家庭用氧源的发展，一些慢性呼吸系统疾病和持续低氧血症的患者，可以在家庭中进行氧疗。家庭氧疗一般采用制氧机（见图21-3）、小型氧气瓶及氧气枕等方法，对改善患者的健康状况，提高他们的生活质量和运动耐力有显著疗效。

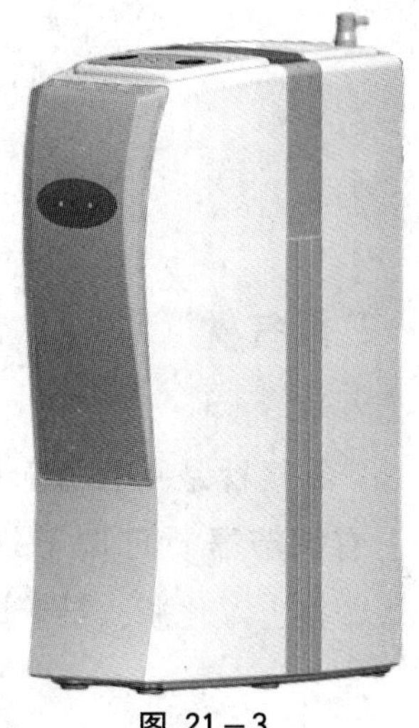

图 21-3

1.氧立得

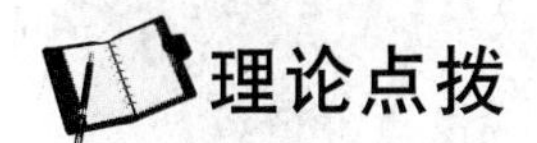

理论点拨

原理

制氧剂A和催化剂B在反应仓中与水产生化学反应制造出氧气。

优点

氧立得是一种便携式制氧器，于1990年问世。

①制氧纯度高：完全符合医用标准，纯度>99.0%；

②供氧快：立用立得，方便快捷；

③易操作：制氧器结构简单，易学易会；

④好携带：制氧器小巧轻灵，加水后仅500 g，便于携带。

缺点

完成时间短（一次反应制出氧气仅维持20 min），因此患者如需反复用氧，要不断更换制剂。

2.小型氧气瓶（见图21-4）

小型瓶装医用氧，同医院用氧一样，系天然纯氧。具有安全、小巧、经济、实用、方便等特点。有各种不同容量的氧气瓶，如2 L、2.5 L、4 L、8 L、10 L、12 L、15 L等。尤其适用于冠心病、肺心病、哮喘、支气管炎、肺气肿等慢性疾病患者的家庭氧疗。

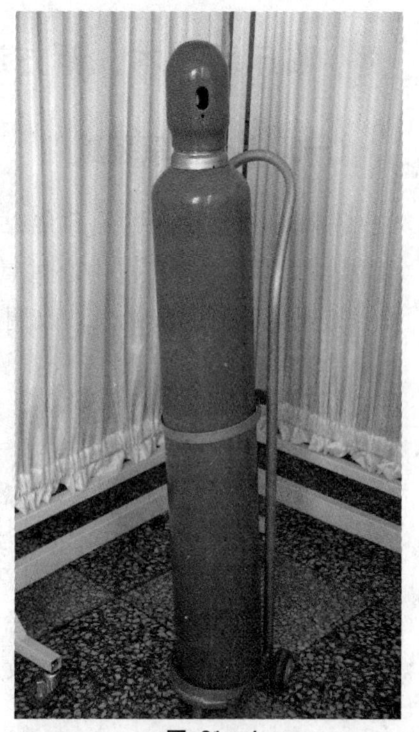
图 21-4

3.氧气枕（见图21-5）

氧气枕是一长方形橡胶枕，枕角有一橡胶管，上有调节器，可调节氧气流量。氧气枕内充入氧气，接上湿化瓶、导管即可使用。

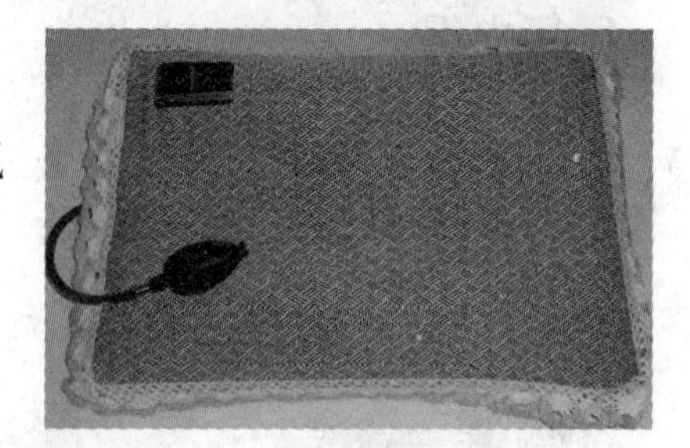
图 21-5

理论点拨

适用范围

氧气枕适用于家庭氧疗、危重患者的抢救和转运中，可以临时代替氧气装置供氧。

使用注意事项

新的氧气枕因枕内含有粉尘，充气前应用自来水灌满氧气枕，在枕外用手揉捏放水，反复进行，直至放水洁净为止。

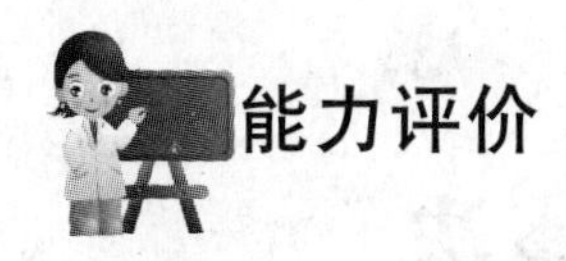

能力评价

操作评分标准

班级________ 姓名________ 学号________ 成绩________

项目		评价要点 （括号内的数字为各分项所占的分值）	分数	学生自评	小组评价	教师评价
操作前26分	素质要求4分	仪表端庄	1			
		着装符合职业要求	3			
	评估患者8分	解释目的、方法（2），配合要点（1）	3			
		了解病情、意识、治疗情况（2），心理状态及合作程度（1）	3			
		选择鼻腔	2			
	备齐用物14分	护士洗手（2），戴口罩（1）	3			
		准备一次性吸氧管或鼻塞	2			
		流量表及湿化瓶（2），治疗碗（内盛冷开水）（2）	4			
		棉签（1）、弯盘（1）、给氧记录单（2）、安全别针（1）	5			
操作中48分	床旁准备19分	根据医嘱核对给氧记录卡	2			
		床号（1）、姓名（1）	2			
		检查鼻腔是否通畅（2），有无分泌物堵塞及异常（2）	4			
		将流量表插入插座	2			
		湿化瓶内盛1/3或1/2无菌蒸馏水	2			
		与流量表旋紧	2			
		检查吸氧管包装与失效期	2			
		取出吸氧管（1），与流量表出口连接吸氧管（2）	3			
	插管吸氧12分	用棉签蘸水（1），清洁鼻孔（2）	3			
		右手调节流量（2），左手持吸氧管（1）	3			
		末端放入治疗碗内检查管路是否通畅	3			
		将吸氧管或鼻塞插入鼻孔1 cm或鼻前庭	3			
	安置整理8分	导管环绕耳后固定（1），根据情况调整松紧度（1）	2			
		安置患者舒适（1），交代注意事项（1）	2			
		洗手（1），记录用氧时间、流量，签字（3）	4			
	巡视观察9分	呼吸情况、皮肤颜色及焦虑水平	3			
		有无缺氧、呼吸困难、发绀	3			
		有无心跳过速、意识障碍、烦躁不安等表现，动脉血气分析结果	3			
操作后19分	输氧完毕12分	核对医嘱（2）、患者床号、姓名（2）	4			
		解释（1），先拔出吸氧管（2）	3			
		后关流量表	2			
		取下流量表及湿化瓶（2），安置患者（1）	3			
	记录整理7分	洗手（2），记录停氧时间（2）	4			
		记录用氧后呼吸改善情况	3			
评价7分		操作顺序合理（2）、操作熟练（1）	3			
		注意与患者沟通（2）、注意观察疗效（2）	4			
总　分			100			

备注：如出现调节流量与给氧顺序错误操作为不及格。

项目二十二：电动吸引器吸痰法

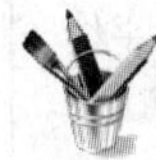

职业岗位能力分析

职业操作能力

1. 观察能力
(1) 观察患者的病情
(2) 观察呼吸道堵塞情况，估计痰量的多少
(3) 观察病室环境，所需物品

2. 动手能力
能快速吸出痰液，解除患者的不适症状

3. 独立获取新知识、新技术能力
探索其他吸痰器如何使用

4. 计划能力
做好计划和准备，确保用物齐全

5. 分析能力
分析患者的病情及痰液阻塞的部位

6. 应变能力
紧急情况下熟记保持呼吸道通畅的方法

职业学习能力

1. 掌握吸痰的目的、适应症及注意事项
2. 掌握吸痰仪器的使用方法
3. 能熟练应用电动吸引器或中心吸引装置为患者吸痰
4. 操作中体现人性化护理
5. 熟悉医源性污染物的处理方法
6. 尊重患者、关心爱护患者，保证治疗安全
7. 态度严谨，技术精益求精
8. 具有独立应对突发事件的沟通能力

案例：王宇林，男，75岁，医疗诊断为“慢性支气管炎”，患者痰多不易咳出。医嘱：吸痰 st，护士接到医嘱后应该如何执行？

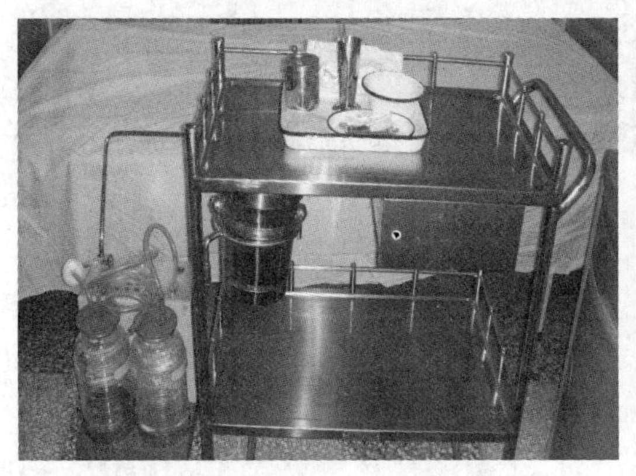

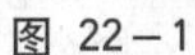

图 22－1

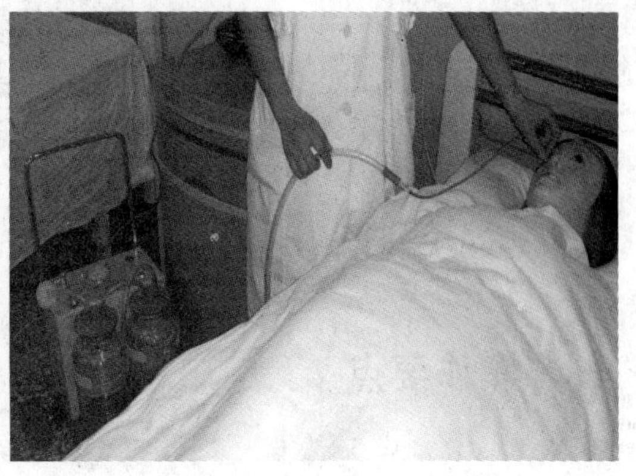

图 22－2

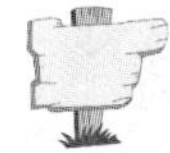

操作步骤

- **查看患者**
  - 向患者解释操作目的
  - → 环境准备，保护隐私（必要时使用屏风）
- **操作者准备**
  - 洗手，戴帽子、口罩
- **用物准备**（见图22－1）
  - 吸痰装置：中心吸引装置或电动吸引器、多项电插板
  - → 吸痰盘：备有盖无菌罐两个（一个盛无菌生理盐水、一个盛消毒吸痰管数根）、无菌纱布、无菌止血钳、无菌持物镊（钳）、弯盘，必要时备压舌板、张口器、舌钳、盛消毒液的试管
- **检查吸引器性能**
  - 检查吸引器连接是否正确
  - → 试吸并检查导管是否通畅
- **吸痰**
  - 携用物于患者床旁，进行吸痰
- **健康教育**
  - 多喝水，稀释痰液，有痰时尽力咳出

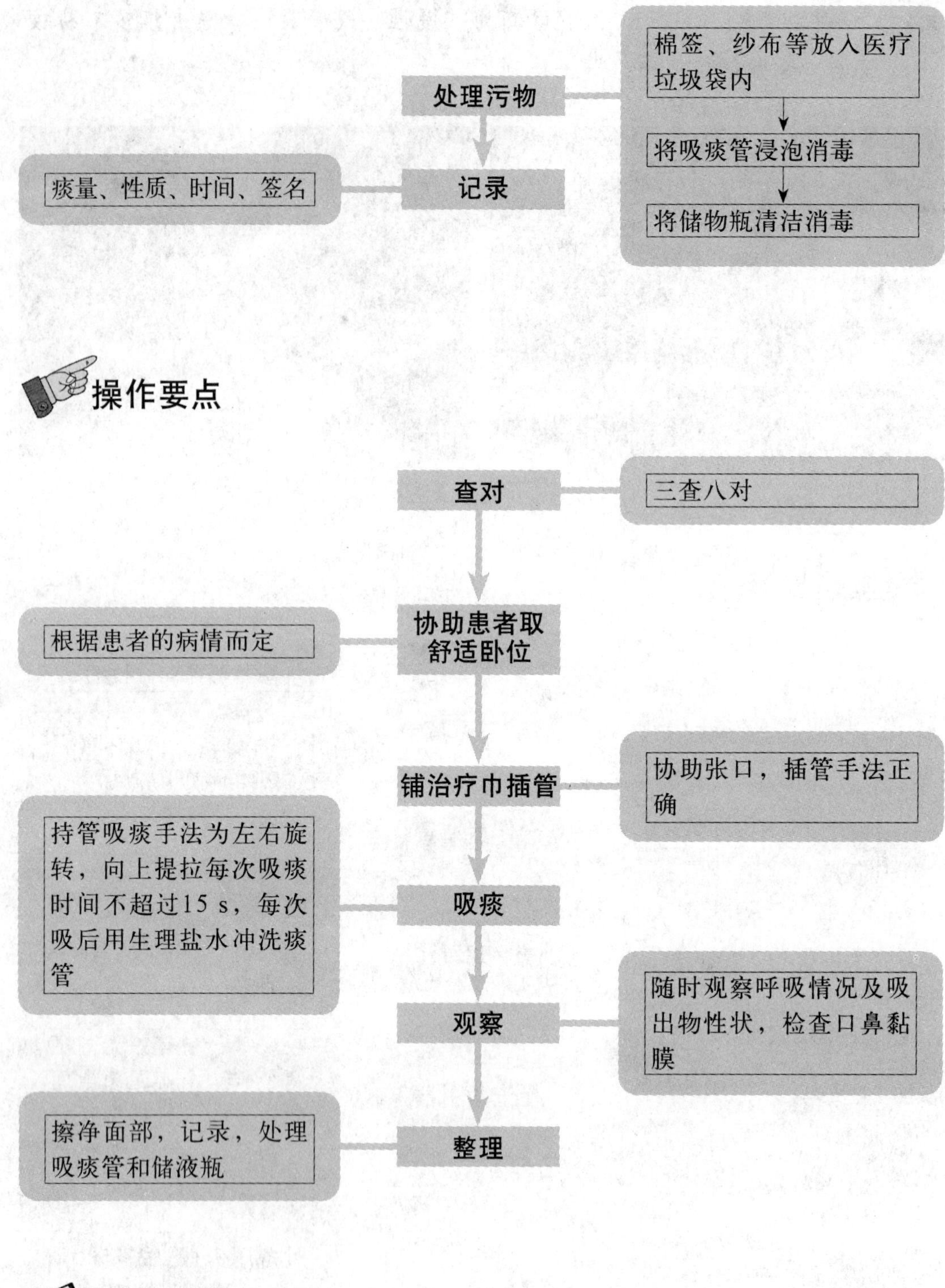

理论点拨

操作目的

保持呼吸道通畅，解除患者的呼吸困难。

吸痰原则

1.严格执行三查八对制度。

2.严格遵守无菌操作原则。

3.严格遵守操作程序。

4.选择合适的吸痰管。

注意事项

1.严格执行无菌操作，治疗盘内吸痰用物每天更换1～2次，吸痰管每次更换，勤做口腔护理。

2.密切观察病情。

3.当发现有痰鸣音或排痰不畅时，应立即抽吸。

4.如痰液黏稠，可配合叩拍胸背或交替使用超声雾化吸入，还可缓慢滴入少量生理盐水或化痰药物，使痰液稀释，便于吸出。

5.为婴幼儿吸痰时，吸痰管要细，动作要轻柔。

拓展训练

1.为3岁患儿吸痰时负压应为多少？

2.给昏迷患者吸痰时应注意些什么？

3.给患者吸痰时，若痰液黏稠不易咳出应如何处理？

项目二十三：电动洗胃机洗胃法

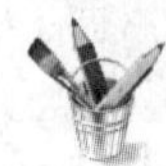

职业岗位能力分析

职业操作能力

1. 观察能力

(1) 观察患者所处的环境
(2) 观察患者中毒情况
(3) 观察所需物品的放置

2. 动手能力

能快速清除毒物，减轻患者中毒症状

3. 独立获取新知识、新技术能力

探索新型仪器的使用方法、特殊毒物中毒的解救方法

4. 计划能力

做好计划，确保用物齐全

5. 分析能力

善于分析减轻中毒的有效方法，可用的洗胃溶液等

6. 应变能力

能够随机应付患者不合作或病情加重的情况

职业学习能力

1. 掌握洗胃的目的及注意事项
2. 熟悉操作方法及要点
3. 熟悉洗胃机的使用及洗胃溶液的选择
4. 操作中体现人性化护理
5. 熟悉医源性污染物的处理方法
6. 尊重患者、关心爱护患者，保证治疗安全
7. 态度严谨，技术精益求精
8. 能灵活应对操作中的突发事件

案例：李珊，女，31岁，于1 h前口服200片安眠药而来院急诊。

医嘱：1∶15000～1∶20000高锰酸钾洗胃st，护士接到医嘱后应该如何执行？

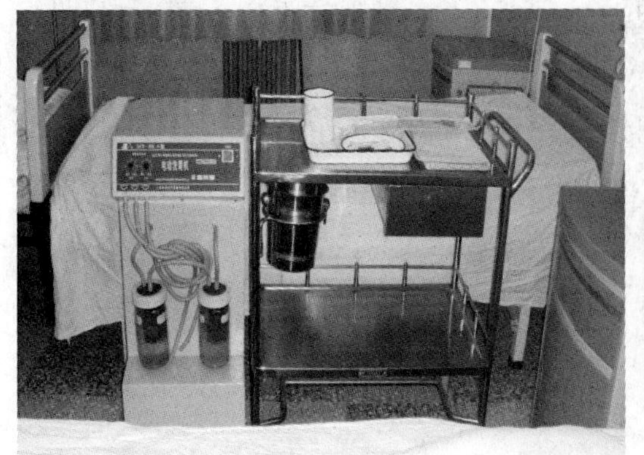

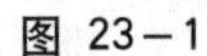

图 23－1

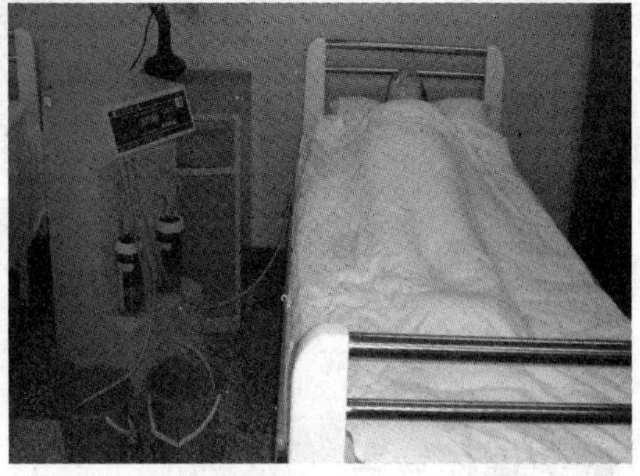

图 23－2

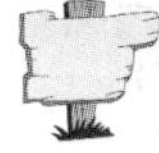

操作步骤

- **评估患者**：询问患者用药史、过敏史及病情，向患者进行有效沟通，消除其紧张心理
- ↓
- **操作者准备**：洗手，戴帽子、口罩
- ↓
- **用物准备**（见图23－1）：治疗盘内：量杯、水温计、压舌板、弯盘、棉签、50 ml注射器、镊子、纱布、一次性胃管、液体石蜡、胶布、听诊器、手电筒，必要时备张口器、牙垫、舌钳放于治疗碗内 → 水桶两只：分别盛洗胃液、污水；围裙或橡胶单 → 全自动洗胃机
- ↓
- **洗胃液准备**：查对治疗单；配好洗胃液
- ↓
- **洗胃**（见图23－2）：携用物于患者床旁，给予洗胃
- ↓
- **健康教育**：心理卫生教育，密切观察病情

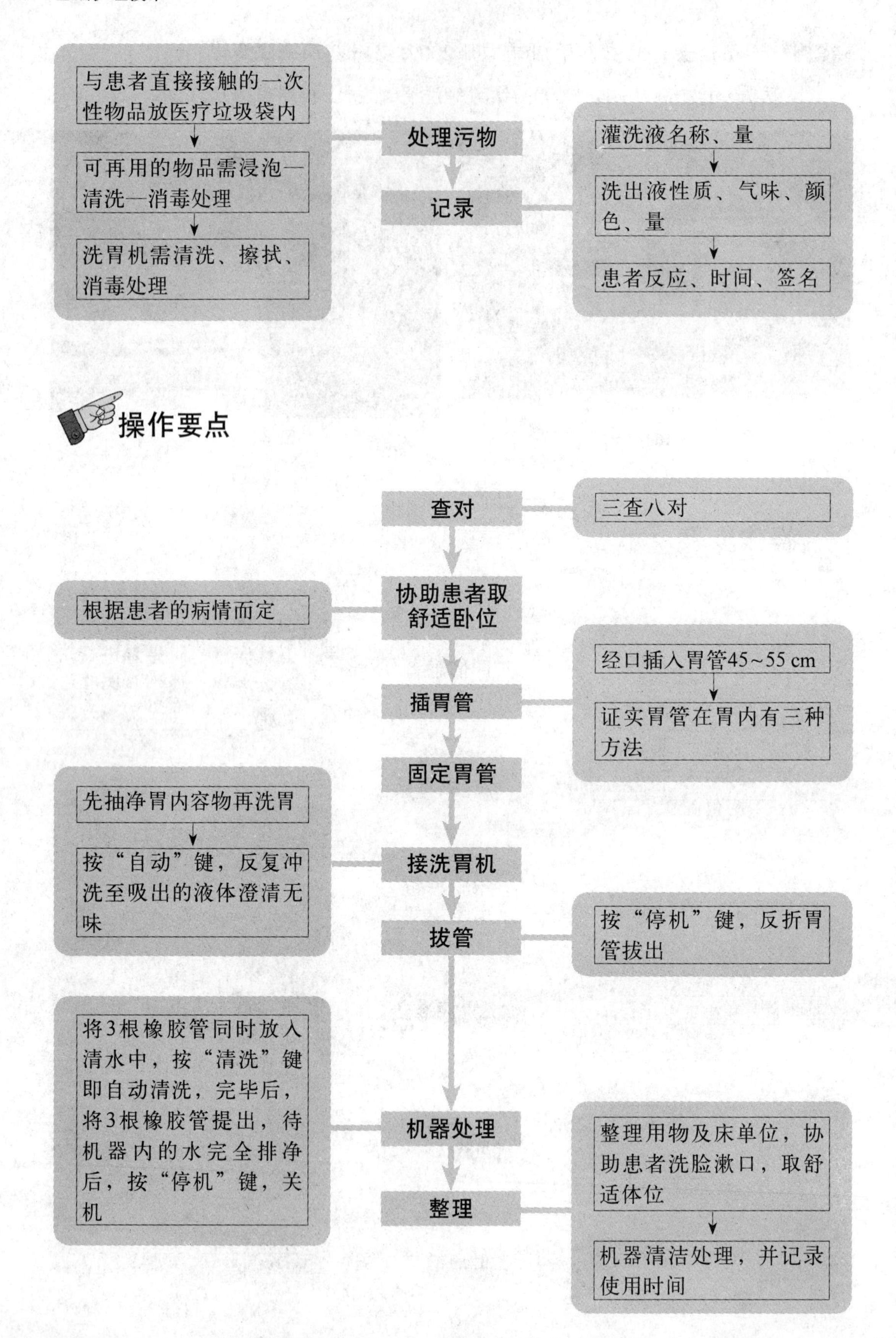
与患者直接接触的一次性物品放医疗垃圾袋内
可再用的物品需浸泡—清洗—消毒处理
洗胃机需清洗、擦拭、消毒处理
处理污物
记录
灌洗液名称、量
洗出液性质、气味、颜色、量
患者反应、时间、签名
操作要点
查对
三查八对
协助患者取舒适卧位
根据患者的病情而定
插胃管
经口插入胃管45~55 cm
证实胃管在胃内有三种方法
固定胃管
接洗胃机
先抽净胃内容物再洗胃
按“自动”键，反复冲洗至吸出的液体澄清无味
拔管
按“停机”键，反折胃管拔出
机器处理
将3根橡胶管同时放入清水中，按“清洗”键即自动清洗，完毕后，将3根橡胶管提出，待机器内的水完全排净后，按“停机”键，关机
整理
整理用物及床单位，协助患者洗脸漱口，取舒适体位
机器清洁处理，并记录使用时间

理论点拨

操作目的

清除胃内毒物，或用于减轻胃黏膜水肿、手术或某些检查前的准备。

注意事项

1.插管时动作要轻稳，每次进液量为300～500 ml，婴幼儿每次为100～200 ml。

2. 操作时应密切观察患者情况，当毒物不清时，可先用温开水和生理盐水洗胃。

3.吞服腐蚀性毒物（如强酸、强碱）时禁止洗胃，防穿孔。

4.急性中毒者应迅速口服催吐，必要时洗胃，以减少毒物吸收。

5.幽门梗阻者洗胃时应在饭后4～6 h或睡前进行，并记录出入量。

6.禁忌症：消化道溃疡、食道阻塞、食道静脉曲张、胃癌等患者禁忌洗胃。

能力训练

1.为幽门梗阻患者洗胃时，应如何洗胃？要注意什么？

2.为安眠药（巴比妥类）中毒患者洗胃时，应选择哪种洗胃液？操作中应注意什么？

项目二十四：心肺复苏术

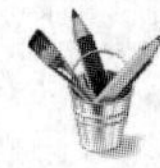

职业岗位能力分析

职业操作能力

1. 观察能力
(1) 观察患者所处的周围环境
(2) 观察患者的呼吸、心跳
(3) 观察可用的抢救物品

2. 动手能力
能徒手进行心肺复苏

3. 独立获取新知识、新技术能力
探索便携式心脏除颤器的使用方法

4. 计划能力
做到心中有数，快速决定抢救的步骤

5. 分析能力
能够分析患者晕倒的原因及可用的抢救资源

6. 应变能力

7. 创新思维能力

职业学习能力

1. 掌握心肺复苏的目的及适用对象
2. 熟悉操作中的注意事项
3. 操作方法正确达到护理目的
4. 操作中体现人性化护理
5. 尊重患者、关心爱护患者，保证治疗安全
6. 发扬人道主义精神
7. 具有独立应对突发事件的沟通能力

案例：一患者，男，50多岁，在大街上行走，突然倒在路旁，如果你恰巧经过这里。请问：你可以做什么？

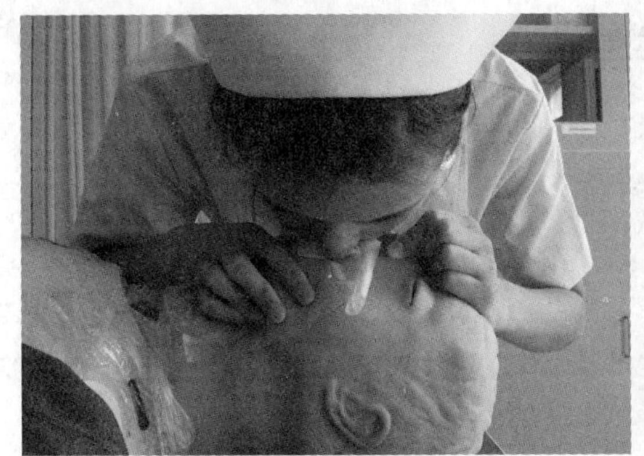

图 24－1

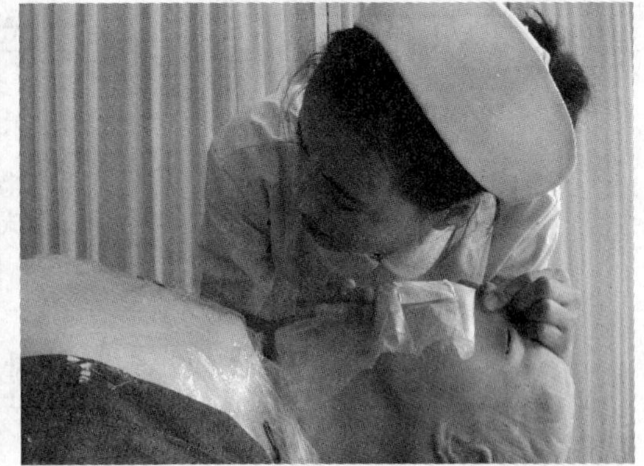

图 24－2

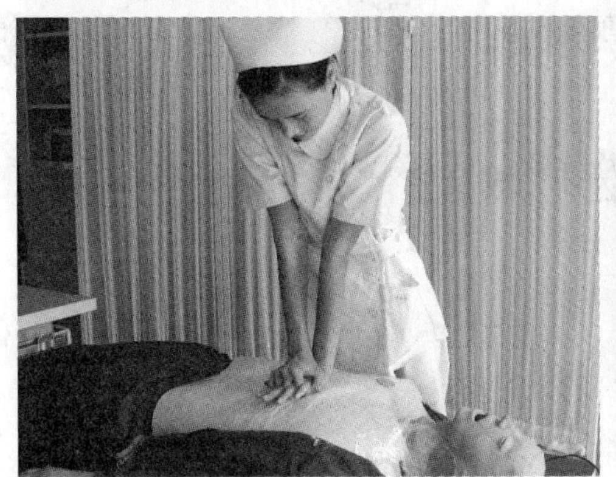

图 24－3

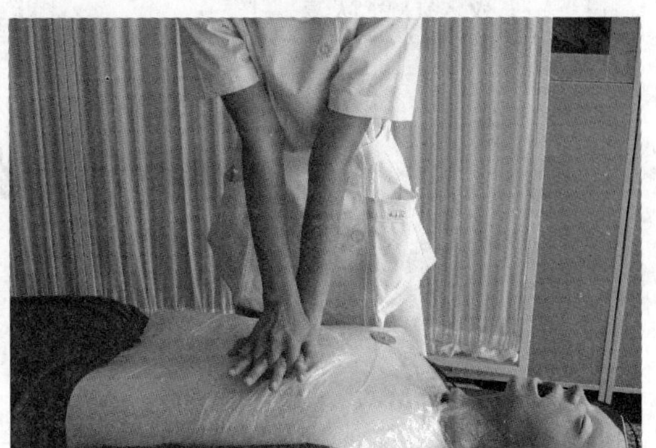

图 24－4

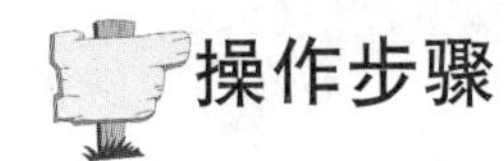

操作步骤

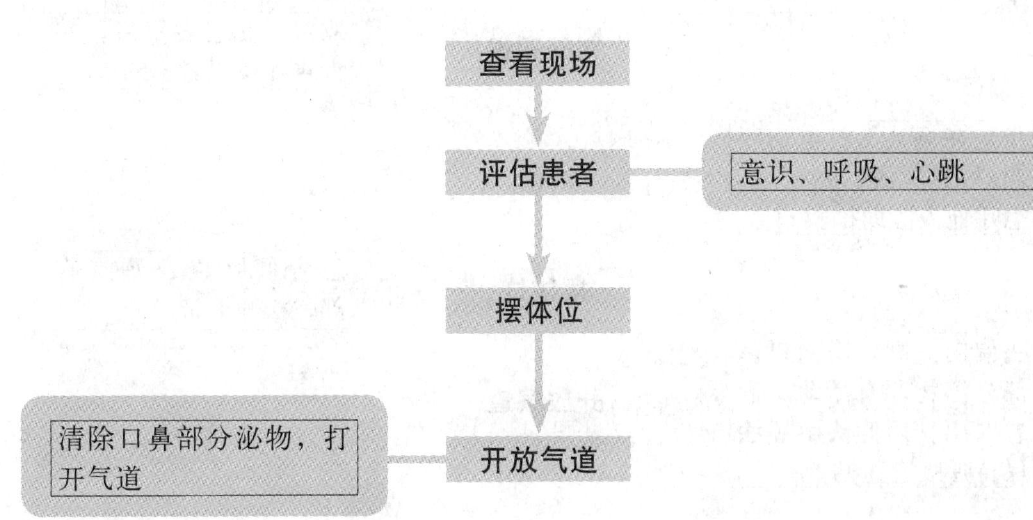

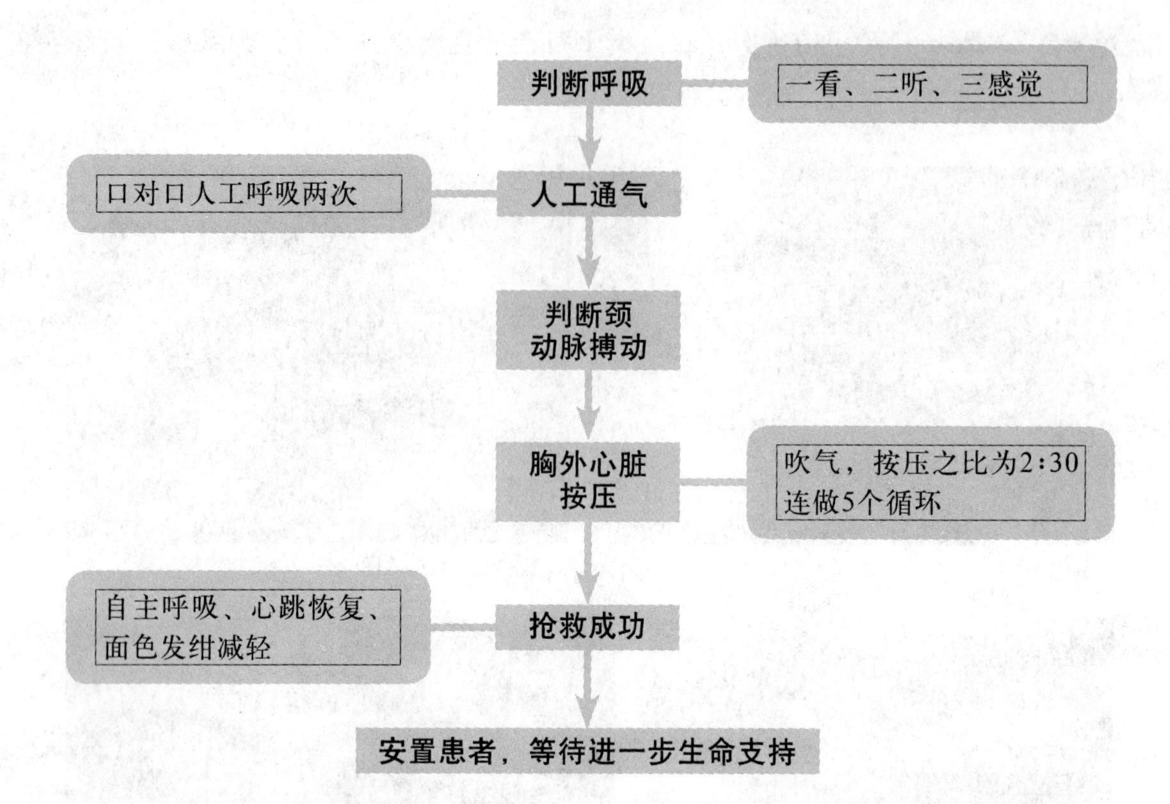
判断呼吸
一看、二听、三感觉
人工通气
口对口人工呼吸两次
判断颈动脉搏动
胸外心脏按压
吹气，按压之比为2:30连做5个循环
抢救成功
自主呼吸、心跳恢复、面色发绀减轻
安置患者，等待进一步生命支持

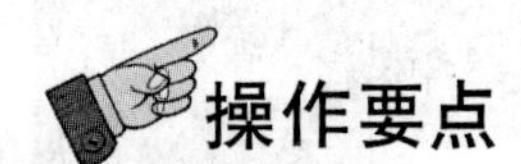

操作要点

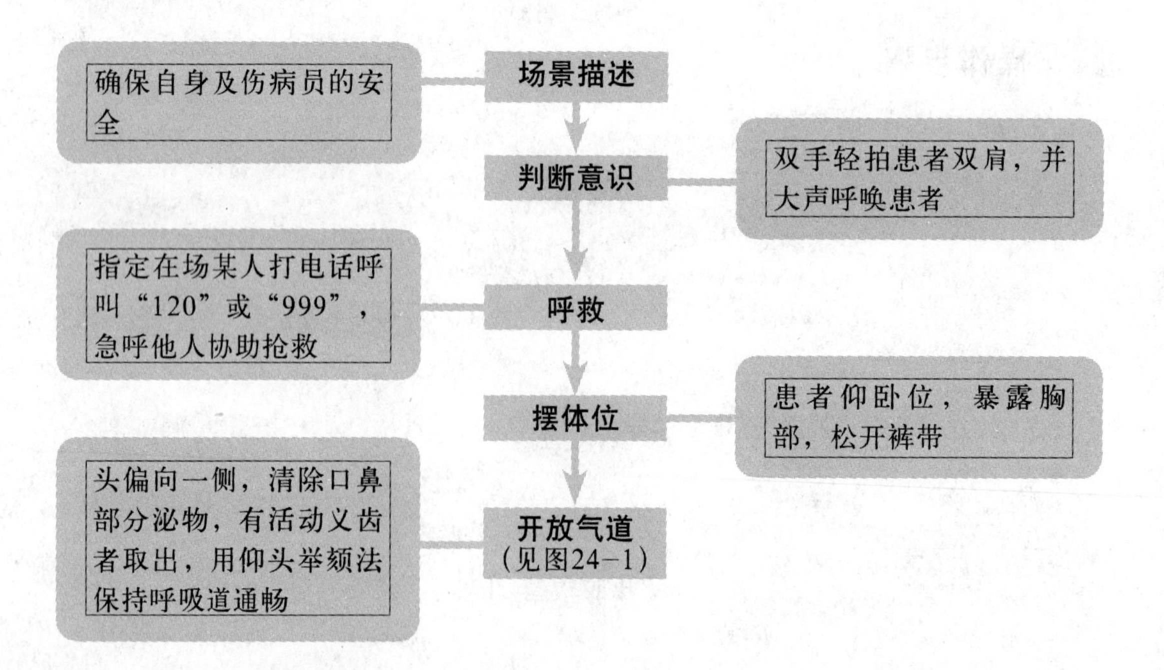
场景描述
确保自身及伤病员的安全
判断意识
双手轻拍患者双肩，并大声呼唤患者
呼救
指定在场某人打电话呼叫“120”或“999”，急呼他人协助抢救
摆体位
患者仰卧位，暴露胸部，松开裤带
开放气道（见图24-1）
头偏向一侧，清除口鼻部分泌物，有活动义齿者取出，用仰头举颏法保持呼吸道通畅

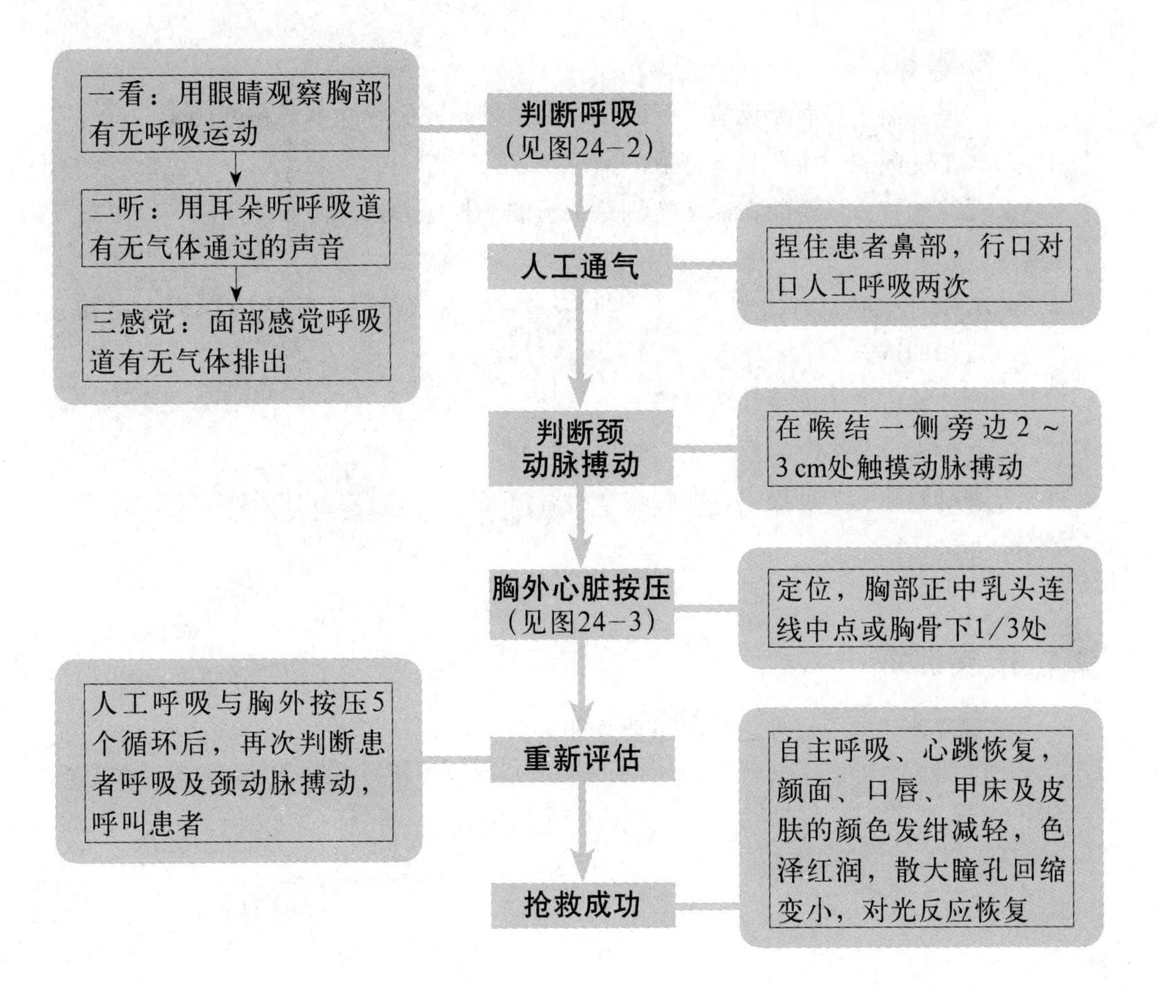

理论点拨

操作目的

现场对垂危伤病员进行救护的首要目的是“救命”，保护伤病员的脑和心脏等重要脏器，并尽快助其恢复呼吸和循环功能。

按压方法

1.按压方法：在患者胸骨下1/3处，救护员双手掌根重叠，十指相扣，掌心翘起，手指离开胸壁，上半身前倾，腕、肘、肩关节伸直以髋关节为轴，垂直向下用力（见图24-4）。

2.按压深度：4～5 cm。

3.按压频率：100次/min，按压与放松之比为1∶1。

4.按压与吹气之比为30∶2。

注意事项

1.迅速判断患者有无反应、呼吸及循环体征，评价时间不要超过10 s。

2.人工呼吸一定要在气道开放的情况下进行。

3.要注意打开气道的方法，特别是头、颈部损伤者禁用仰面抬颈法，以免损伤脊髓。

4.人工呼吸时，每次吹气量和速度应适宜，吹气时间一般持续2 s以上，胸廓略有隆起即可。

5.胸外按压位置、手法要精确。

6.急救人员替换时，要尽量缩短中断时间，一般不超过5 s。

7.进行心肺复苏过程中，随时观察患者情况，并评价急救效果。

拓展训练

1.在医院外环境中，什么情况下要立即施救？

2.怎样判断患者的呼吸、循环体征？

3.胸外按压的部位怎样选择，按压时注意什么？

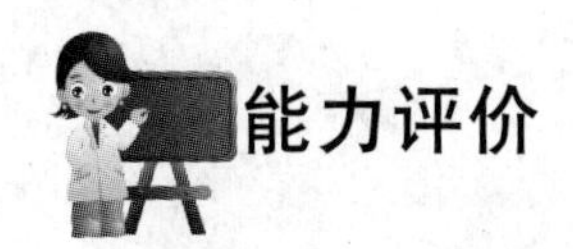

能力评价

操作评分标准

班级__________姓名__________学号__________成绩__________

项目		评价要点 （括号内的数字为各分项所占的分值）	分数	学生自评	小组评价	教师评价
操作前8分		服装、鞋、帽整齐	2			
		仪表大方、举止端庄	2			
		态度严肃、认真	2			
		备物：听诊器、血压计、纱布、弯盘、手电筒	2			
操作中72分	开放气道16分	（计时开始）呼叫患者，轻拍患者肩部，确认患者意识丧失，立即呼救	4			
		患者平卧，解开衣领、腰带，暴露胸部	4			
		头侧向一侧、后仰，清理呼吸道有效，取下活动义齿	4			
		手法正确:仰面抬颌法（仰面抬颈法、托下颌法）	4			
	判断呼吸16分	看胸部有无起伏	4			
		听有无呼吸音	4			
		面感有无气流逸出	4			
		时间：5～10 s	4			
	人工呼吸8分	口对口通气法：方法选择正确，呼吸道畅通有效	4			
		吹气方法、频率、吹气量达到要求	4			
	胸外按压24分	判断颈动脉搏动方法正确，5～10 s	4			
		按压部位准确	4			
		按压手法正确	4			
		按压幅度适宜：胸骨下陷4～5 cm	4			
		按压时间与放松时间大致相同	4			
		按压与人工呼吸之比为30∶2	4			
	复检8分	操作5个循环后再次判断：颈动脉搏动、呼吸、瞳孔、心率、面色、口唇、甲床、测量血压（口述）	4			
		安置患者，口述给予进一步生命支持（报告操作完毕，计时结束）	4			
操作后10分		用物终末处理正确	4			
		安置患者妥当并与其交流	4			
		洗手、记录	2			
评价10分		2 min完成5个循环复苏	2			
		动作轻巧、稳重、准确、安全、无创伤	4			
		人工呼吸、胸外按压规范	4			
总　分			100			

备注：操作过程中患者存在安全问题，总体评价不得分。